哈洛新知
Hello Knowledge

知识就是力量

U0362894

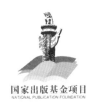

牛 津 科 普 系 列

疫苗

[美]克里斯滕·A.菲姆斯特/著

张波　叶寒青/译

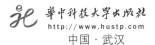
华中科技大学出版社
http://www.hustp.com
中国·武汉

湖北省版权局著作权合同登记　图字：17-02021-114 号

图书在版编目（CIP）数据

疫苗 /（美）克里斯滕·A. 菲姆斯特（Kristen A. Feemster）著；张波，叶寒青译 . —武汉：华中科技大学出版社，2021. 10
（牛津科普系列）
ISBN 978-7-5680-7154-3

Ⅰ . ①疫… Ⅱ . ①克… ②张… ③叶… Ⅲ . ①疫苗—普及读物 Ⅳ . ①R979.9-49

中国版本图书馆 CIP 数据核字（2021）第 147535 号

疫苗
Yimiao

[美] 克里斯滕·A.菲姆斯特　著

张　波　叶寒青　译

策划编辑：杨玉斌

责任编辑：陈　露　　　　　　　　　　装帧设计：李　楠　陈　露

责任校对：李　琴　　　　　　　　　　责任监印：朱　玢

出版发行：华中科技大学出版社（中国·武汉）　　电话：（027）81321913
　　　　　武汉市东湖新技术开发区华工科技园　　邮编：430223

录　　排：华中科技大学惠友文印中心

印　　刷：湖北金港彩印有限公司

开　　本：880 mm×1230 mm　1/32

印　　张：8.5

字　　数：141 千字

版　　次：2021 年 10 月第 1 版第 1 次印刷

定　　价：88.00 元

把爱献给詹姆斯和我们的阳光，TE 和 FM

谨以此书纪念我的母亲，我最伟大的超级英雄

总序

欲厦之高，必牢其基础。一个国家，如果全民科学素质不高，不可能成为一个科技强国。提高我国全民科学素质，是实现中华民族伟大复兴的中国梦的客观需要。长期以来，我一直倡导培养年轻人的科学人文精神，就是提倡既要注重年轻人正确的价值观和思想的塑造，又要培养年轻人对自然的探索精神，使他们成为既懂人文、富于人文精神，又懂科技、具有科技能力和科学精神的人，从而做到"物格而后知至，知至而后意诚，意诚而后心正，心正而后身修，身修而后家齐，家齐而后国治，国治而后天下平"。

科学普及是提高全民科学素质的一个重要方式。习近平总书记提出："科技创新、科学普及是实现创新发展的两翼，要把科学普及放在与科技创新同等重要的位置。"这一讲话历史性地将科学普及提高到了国家科技强国战略的高度,充分地显示了科普工作的重要地位和意义。华中科技大学出版社组织翻译出版"牛津科普系列",引进国外优秀的科普作品,这是一件非常有意义的工作。所以,当他们邀请我为这套书作序时,我欣然同意。

人类社会目前正面临许多的困难和危机,这其中许多问题和危机的解决,有赖于人类的共同努力,尤其是科学技术的发展。而科学技术的发展不仅仅是科研人员的事情,也与公众密切相关。大量的事实表明,如果公众对科学探索、技术创新了解不深入,甚至有误解,最终会影响科学自身的发展。科普是连接科学和公众的桥梁。"牛津科普系列"着眼于全球现实问题,多方位、多角度地聚焦全人类的生存与发展,探讨现代社会公众普遍关注的社会公共议题、前沿问题、切身问题,选题新颖,时代感强,内容先进,相信读者一定会喜欢。

科普是一种创造性的活动,也是一门艺术。科技发展日新月异,科技名词不断涌现,新一轮科技革命和产业变革方兴未艾,如何用通俗易懂的语言、生动形象的比喻,引人入胜地向公众讲述枯燥抽象的原理和专业深奥的知识,从而激发读者对科学的兴趣和探索,理解科技知识,掌握科学方法,领会科学思想,培养科学精神,需要创造性的思维、艺术性的表达。"牛津科普系列"主要采用"一问一答"的编写方式,分专题先介绍有关的基本概念、基本知识,然后解答公众所关心的问题,内容通俗易懂、简明扼要。正所谓"善学者必善问","一问一答"可以较好地触动读者的好奇心,引起他们求知的兴趣,产生共鸣,我以为这套书很好地抓住了科普的本质,令人称道。

王国维曾就诗词创作写道:"诗人对宇宙人生,须入乎其内,又须出乎其外。入乎其内,故能写之。出乎其外,故能观之。入乎其内,故有生气。出乎其外,故有高致。"科普的创作也是如此。科学分工越来越细,必定"隔行如隔山",要将深奥的专业知识转化为通俗易懂的内容,专家最有资格,而且能保证作品的质量。"牛津科普系列"的作者都是该领域的一流专家,包括诺贝尔奖获得者、一些发达国家的国家科学院院士等,译者也都是我国各领域的专家、大学教授,这套书可谓是名副其实的"大家小书"。这也从另一个方面反映出出版社的编辑们对"牛津科普系列"进行了尽心组织、精心策划、匠心打造。

　　我期待这套书能够成为科普图书百花园中一道亮丽的风景线。

　　是为序。

杨叔子

（总序作者系中国科学院院士、华中科技大学原校长）

致谢

感谢卡伦·史密斯(Karen Smith),感谢你激发了我的活力,感谢你帮助我为这本书找到合适的表述。感谢我的编辑CZ对这个出版项目的耐心和热情。感谢费城儿童医院传染病科和费城公共卫生免疫规划部门的同事们,我从你们的见解、观点和建议中学到了很多。感谢政策实验室(Policy Lab)对这一重要课题的支持。感谢巴迪亚·纳贝(Bardia Nabet)、图米斯·法奥尔(Tunmise Fawole)和夏洛特·莫泽(Charlotte Moser)在数据等方面给予的帮助。感谢保罗·奥菲特(Paul Offit)在整个过程中给予的反馈意见和指导。感谢我的妹妹卡拉(Kara)鼓励我坚持着前行。最重要的是,感谢我的家人鼓励我抓住这个机会,感谢你们在我前进的每一步中给予我的支持。

目录

绪论   1

1   什么是疫苗？ 它是如何发挥作用的？   3

究竟什么是抗原？   5

当免疫系统遭遇抗原的时候会发生什么？   6

在抗体产生过程中，细胞之间是如何传递信号的？   6

自然免疫和疫苗接种后免疫，哪一种免疫更好？   7

疫苗可预防疾病的真正风险是什么？   9

什么是群体免疫？   10

当免疫接种率没有高到足以实现群体免疫的时候会发生什么？

     11

疫情一般可发展到多大规模？   12

免疫与疫苗接种之间的差异是什么？   12

疫苗可分为哪些类型？   14

为什么有如此多种类型的疫苗?   17

为什么绝大多数疫苗要求不止一次接种?   17

除了抗原,疫苗还有什么其他组分?   18

虽然这些物质是必需的,但它们安全吗?   19

硫柳汞和自闭症有什么关系呢?   21

为什么硫柳汞在 2001 年从疫苗中被去除了?   23

是否有一些疫苗含有动物制品?   24

疫苗会使用来源于流产胚胎的细胞吗?   24

2   疫苗简史   27

疫苗是什么时候传到美国的?   28

什么是接种?   29

为什么会有争议?   30

我们是如何从接种发展到疫苗接种的?   31

天花疫苗是什么时候来到美国的?   32

这种早期疫苗的实际效果如何?   33

公众对新型疫苗的反应如何?   34

公共卫生界如何使得早期疫苗更安全?   38

在这段时间里,疫苗科学发展的关键是什么?   40

疫苗发展是如何开始起步的?   41

疫苗生产方面的其他重要进展有哪些?   42

疫苗接种对疾病发病率有何影响？ 44

疫苗接种在其他国家的推行情况如何呢？ 45

3　疫苗研发 47

哪些因素影响疫苗的研发？ 哪种疫苗会受影响？ 49

一旦决定进行疫苗研发，需要采取哪些步骤将疫苗从
　想法转化为产品？ 52

在美国开展临床研究需要满足什么条件？ 54

在其他国家和地区有类似的疫苗审批程序吗？ 56

临床研究的参与者会得到保护吗？ 58

疫苗试验一般有多少参与者？ 59

临床研究完成后还有哪些工作要做？ 60

疫苗研发人员在研发过程中寻找怎样的证据来证明疫苗有效？

61

从第一次探索性研究到新疫苗获得许可，这整个过程要
　多长时间呢？ 62

是否有未遵循这些步骤就获批或投入使用的疫苗？ 63

谁参与了从概念形成到研发的所有这些步骤？ 65

全球有多少疫苗生产商？ 67

疫苗生产的实际步骤是怎样的？ 68

质量控制怎样监管疫苗生产？ 71

谁为疫苗研发买单？   71

疫苗研发的成本是多少？   73

生产商如何知道要生产多少疫苗？   74

会发生疫苗供应短缺吗？   74

疫苗短缺时会发生什么？   74

4   疫苗筹资和分发   77

一旦疫苗获得许可，它们是如何被分发的？   78

是否还有其他的并不是在所有地方都使用的疫苗？   80

免疫规划的实际成本是多少？   81

疫苗市场有多大规模？   82

谁来决定应该分发哪种疫苗？   83

美国国家疫苗咨询委员会是什么机构？   85

美国国家疫苗咨询委员会如何影响疫苗政策？   86

什么是美国国家疫苗计划？   87

什么是"疫苗十年"和"全球疫苗行动计划"？   88

一旦疫苗被纳入免疫规划中，需要者如何得到疫苗？ 89

在诊所或社区提供免疫接种服务需要满足什么条件？ 91

卫生保健机构如何购买疫苗？   92

如何通过公共保险购买疫苗？   94

未投保的人或没有资格参与公共资助计划的人

如何获得疫苗？　95

在美国，谁购买了大多数疫苗？　96

谁设定了美国以外的国家疫苗分发的优先权？　97

什么是扩大免疫规划？　98

世界卫生组织是如何支持其他国家的？　99

在美国以外的国家，包括中低收入国家，疫苗采购资金

来自哪里？　100

如何使中低收入国家更容易获得疫苗？　101

5　疫苗安全性　105

什么是疫苗不良反应？　106

如何确定不良反应是否真的是由疫苗引起的？　107

疫苗获得许可后如何监测其安全性？　109

谁可以向疫苗不良反应报告系统报告？　111

疫苗不良反应报告系统的报告提交频率如何？　112

当疫苗不良反应报告系统发现异常时会发生什么？　112

什么是主动监测系统？　113

疫苗不良反应报告系统提供的信息与其他主动监测系统

提供的信息有什么不同？　116

接种疫苗后会出现什么样的反应？　116

不良反应的真实发生频率是多少？ 119

吉兰-巴雷综合征与疫苗有关吗？ 120

免疫接种有哪些禁忌证？ 121

免疫接种有哪些注意事项？ 122

如果一个人在使用抗生素，那么他可以接种疫苗吗？ 123

假如一个人由于化疗或器官移植而免疫力低下，

　他能接种疫苗吗？ 124

假如人们在开始化疗前接种疫苗，疫苗的效果会持续吗？ 124

孕妇应该接种疫苗吗？ 125

减毒（减毒病毒或细菌）活疫苗是否对健康人造成过损伤？ 126

当出现与疫苗相关的不良反应时该怎么去做？ 128

什么是美国国家疫苗伤害补偿计划？ 128

美国国家疫苗伤害补偿计划覆盖了哪些疫苗？ 129

美国国家疫苗伤害补偿计划是如何发挥作用的？ 130

如何在美国国家疫苗伤害补偿计划中获得补偿？ 131

什么是美国国家疫苗伤害补偿计划疫苗伤害事项表？

　表内有什么内容？ 133

谁负责更新美国国家疫苗伤害补偿计划的伤害事项表？ 134

儿童疫苗咨询委员会由哪些成员组成？ 135

已经有多少人从美国国家疫苗伤害补偿计划获得了补偿？ 136

美国国家疫苗伤害补偿计划是否对与孤独症有关的伤害

　做出过赔偿？ 138

美国国家疫苗伤害补偿计划关于疫苗安全性的信息
    是如何传达的？   140
如果美国国家疫苗伤害补偿计划依赖已公开的证据来
    扩展疫苗伤害事项表并裁决案件，那么如何评估
    研究的可靠性和有效性呢？   141
谁来评估疫苗安全性研究的可靠性？   142
美国国家医学院是什么机构？   142

6　免疫接种程序表   147

谁来制定免疫接种程序表？   148
什么是免疫实践咨询委员会？   149
免疫实践咨询委员会创建于什么时候？   150
如何选择免疫实践咨询委员会成员？   151
选择免疫实践咨询委员会成员需采用什么标准？   153
免疫实践咨询委员会成员有酬劳吗？   154
免疫实践咨询委员会如何制定免疫接种程序表？   154
免疫实践咨询委员会采用什么样的证据？   157
免疫实践咨询委员会需要多长时间形成一项建议？   157
形成的建议如何提交和发布？   158
免疫实践咨询委员会的建议实际上是如何实施的？   158
美国各州有自己的免疫实践咨询委员会吗？   159

为什么只有一份推荐的程序表？   159

遵循其他的程序表，如延长疫苗接种疗程，而不是遵循

　　推荐的免疫接种程序表，会出现什么问题吗？   161

推荐的程序表中给出的接种疫苗的数量和组合是否会使

　　免疫系统不堪重负？   162

我们如何知道推荐的程序表是安全的？   162

免疫规划如何了解人群需要什么疫苗？   163

7   疫苗管理法规和标准实践   165

什么是疫苗政策？   166

强制接种疫苗的历史如何？ 有哪些法律先例？   167

支持免疫接种要求的基本论据是什么？   169

反对免疫接种要求的基本论据是什么？   170

美国的免疫接种要求是什么？   171

入学免疫接种要求的好处是什么？   173

如何拒绝入学免疫接种要求？   174

豁免政策对免疫接种率有什么影响？   175

疫苗接种豁免法律是如何随着时间变化的？   176

自2015 年美国麻疹疫情暴发以来，疫苗接种豁免立法

　　发生了什么变化？   177

其他类型的强制性免疫接种政策还有哪些？   178

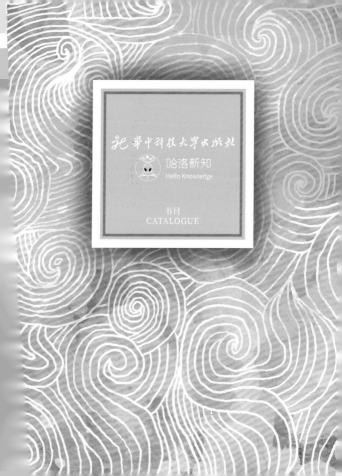

华中科技大学出版社

哈洛新知
Hello Knowledge

书目
CATALOGUE

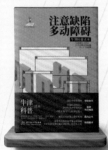

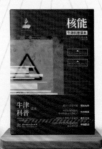

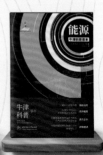

注意缺陷多动障碍
出版日期:2020年8月
装帧:精装32开

核能
出版日期:2020年8月
装帧:精装32开

能源
出版日期:2020年8月
装帧:精装32开

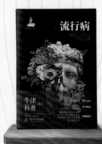

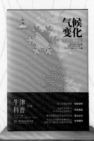

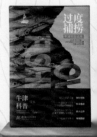

流行病
出版日期:2020年8月
装帧:精装32开

气候变化
出版日期:2020年8月
装帧:精装32开

过度捕捞
出版日期:2020年8月
装帧:精装32开

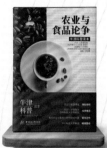

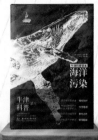

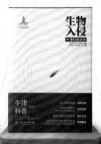

农业与食品论争
出版日期:2020年8月
装帧:精装32开

海洋污染
出版日期:2020年8月
装帧:精装32开

生物入侵
出版日期:2020年8月
装帧:精装32开

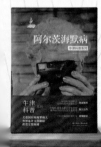

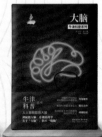

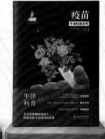

阿尔茨海默病
出版日期:2021年10月
装帧:精装32开

大脑
出版日期:2021年10月
装帧:精装32开

疫苗
出版日期:2021年10月
装帧:精装32开

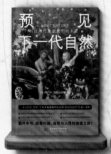

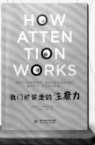

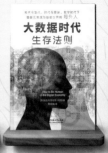

预见下一代自然
出版日期：2021年7月
装帧：平装32开

我们被偷走的注意力
出版日期：2021年10月
装帧：平装32开

大数据时代生存法则
出版日期：2021年10月
装帧：平装32开

未完待续

* * * * * *

微信扫码
即刻关注

哈洛新知
Hello Knowledge

知识就是力量

还有其他场所要求进行免疫接种吗？ 179

为了提高免疫接种率，还可采用其他哪些政策策略？ 182

还有其他国家实施强制性免疫接种政策吗？ 182

除了免疫接种之外，还有什么方法可以预防疫苗可预防

疾病的传播？ 183

如果个人或家庭拒绝接种疫苗，那么卫生保健提供者

该怎么做？ 184

卫生保健提供者是否应承担任何责任？ 185

卫生保健提供者是否可以要求拒绝接种疫苗的个人或家庭

离开诊所？ 185

为什么不同的卫生保健提供者会有不同的免疫政策，尤其

是在有常规推荐免疫接种程序表的情况下？ 187

选择不给自己或子女接种疫苗的个人，是否曾被认为对使

其他人接触疫苗可预防疾病负有责任？ 188

8　疫苗犹豫 191

什么是疫苗犹豫？ 193

"疫苗信任危机"是什么意思？ 194

疫苗犹豫有何表现？ 195

疫苗犹豫和反疫苗运动之间有什么区别？ 195

为什么将疫苗犹豫归类为一种信仰很重要？ 197

疫苗犹豫有多普遍？ 197

如何衡量疫苗犹豫？ 199

哪些人或多或少会表现出疫苗犹豫？ 199

卫生保健提供者会对疫苗犹豫不决吗？ 200

疫苗犹豫有什么影响？ 202

疫苗犹豫导致疫情暴发会产生哪些实际成本和经济成本？ 203

如何消除疫苗犹豫？ 204

人们从哪里获得关于疫苗的信息？ 205

与疫苗有关的最可靠的信息来源是什么？ 207

如何评估信息的可靠性？ 208

9　展望未来 211

有哪些新疫苗正在研发中？ 212

怀孕期间接种的疫苗 213

预防新发传染病的疫苗 216

为下一次流感大流行做准备 219

人类免疫缺陷病毒疫苗 223

治疗性疫苗 225

疾病消除及根除 227

参考文献 235

绪论

过去 60 年来,疫苗的普遍预防接种是公共卫生领域最伟大的进步之一。疫苗的发展使得天花在全球范围内被根除,脊髓灰质炎、麻疹、破伤风、b 型流感嗜血杆菌 (*Haemophilus influenzae* type b,Hib——儿童感染的主要病原体) 引起的疾病和许多其他传染病大量减少。

然而,疫苗的研发和使用并不是遵循着线性轨迹的:发达国家和发展中国家对新疫苗的接纳程度仍然存在差异,其疫苗接种率并不总是保持一致。这些差异可能是由物资短缺、基础设施落后或公共卫生支出中疫苗的优先级较低造成的。疫苗接种计划成功与否还取决于另一个重要因素,即疫苗接受度 (vaccine acceptance)。这是一个笼统的术语,指的是公众与公共疫苗接种计划的合作程度。随着人们对疫苗可预防疾病的感知风险降低,对疫苗安全性的担忧也随之增加。这导致许多人对疫苗接种计划犹豫不决。现在,卫生保健提供者正在花费大量时间和精力向人们普及免疫的重要性。

目前，很难找到能够充分回答公众关于不断增加的疫苗的风险和益处问题的信息资源，一些来自社交媒体和不科学的研究文章等的错误信息迅速扩散和传播，使这一情况变得更加复杂。最近在世界各地暴发的疫情表明，疫苗可预防疾病（如百日咳和麻疹）可随着对疫苗安全的犹疑增加和免疫接种率的下降而暴发。这突显了卫生保健提供者、患者和社区之间沟通与信任的重要性，其相互之间的沟通与信任可以确保免疫规划的成功实施。许多国家在确保疫苗的可靠获取通道方面也一直面临着挑战，这可能进一步削弱公众对公共卫生和医疗系统的信任。

疫苗是一种公共卫生工具：接种或不接种疫苗的决定同时影响着个人及其周围的人。因此，我们在决定是否接种疫苗之前，必须充分了解情况，这包括：①疫苗如何发挥作用；②疫苗可以预防的疾病；③为什么疫苗对个人和社会很重要。疫苗及其对社会的作用涉及社会政治系统、文化、经济、个人信仰和健康素养之间复杂的相互作用，因此，这也为相互矛盾的信息或错误信息的传播提供了许多途径。本书旨在提供一种客观的、信息丰富的工具，以传达与疫苗相关的事实和广泛实施免疫接种面临的挑战。

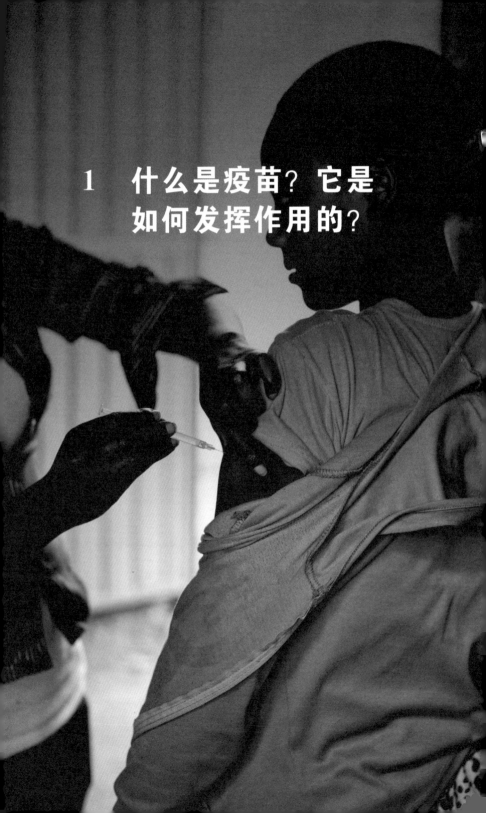

1　什么是疫苗？它是如何发挥作用的？

疫苗是指用于人或其他动物，以使其免于某种特定病原体（细菌、病毒和其他微生物等）的侵害所引发疾病的物质。疫苗可以促使机体产生免疫应答，而机体可以通过免疫应答产生能对抗特定病原体的抗体蛋白。接种疫苗的目的是促进机体产生针对特定病原体的特异性抗体，进而阻止机体感染或发病；接种疫苗可以在不引发实际疾病的前提下小规模地模拟感染。当机体面对真正的病原体时，会发生类似的过程，而这时疫苗就可以保护人们免于发病。

疫苗可以通过多种途径来制备：灭活或减毒的细菌或病毒、来自病原体的蛋白质或糖、合成替代物。疫苗发挥作用需要满足以下条件：①疫苗需要刺激机体产生抗体；②抗体需要有亲和性，也就是可以吸引病原体。假如抗体没有与入侵的病原体结合，那么它就无法发挥作用。疫苗要发挥保护作用，也需要机体识别病原体，并在需要的时候持续地产生抗体，这就叫作免疫记忆（immunological memory）。当接种过疫苗的机体形成免疫记忆之后，无论何时受到细菌或病毒的侵袭，机体都可以立即产生足够多的抗体。

究竟什么是抗原？

抗原就是位于病原体表面的蛋白质，它可以促使免疫系统产生抗体。细菌和病毒表面都被抗原所覆盖，在自然感染过程中，这些抗原可以被机体识别。根据病原体的不同，其包被抗原可以是由几种甚至几千种蛋白质组成的。

疫苗通常是由某种细菌或病毒的几种抗原制成的，这是因为某些抗原比其他抗原更能够激活免疫系统。另一个重要原因是，病原体引起疾病的部分和引起免疫应答的部分应该分离开来。引起疾病的能力叫作毒力，而引起保护性的免疫应答的能力叫作免疫原性。

事实上，相比实际感染期间（或者来自日常环境的）免疫系统面对的抗原的种类，疫苗中所含有的抗原的种类相当少。例如，引起百日咳的病原体含有超过 3000 种抗原，而起保护作用的百日咳疫苗仅含有 3～5 种不同的抗原。我们的免疫系统一直处于被刺激的状态，但是所经受的刺激不尽相同。

当免疫系统遭遇抗原的时候会发生什么?

当机体遇到某种抗原(来自疫苗或者自然暴露)时,它会引发组成免疫应答的一系列过程。这种应答需要在几种不同类型细胞间进行信息交流,最终产生记忆细胞,这类细胞可在将来遇到同种抗原再次入侵时做出反应。抗原被作为疫苗的一部分引入机体的基本过程如下:

①抗原提呈细胞摄取、处理抗原并将抗原信息传递给一类免疫细胞——辅助性 T 细胞。

②辅助性 T 细胞激活 B 细胞(这类细胞可产生抗体)或杀伤性 T 细胞(这类细胞可攻击病原体,例如存在于细胞中的病毒)。

③激活的 B 细胞和杀伤性 T 细胞分化为免疫记忆细胞,这些细胞在机体受到感染时会重新激活以避免病原体侵入。

在抗体产生过程中,细胞之间是如何传递信号的?

免疫细胞通过分泌细胞因子来传递信号。细胞因子对于我们机体的免疫应答是很重要的,因为它们可以召集机体需要的攻击抗原和可分化为记忆细胞的所有细胞。某些细胞因子也会引起感染症状，例如发热。这也是我们在接种疫苗后可能会低烧的原因：这表明我们的免疫系统正处于产生记忆细胞的过程中，同时，细胞因子也在引起这一过程的细胞间的通信中发挥作用。

自然免疫和疫苗接种后免疫，哪一种免疫更好？

通常来说，自然感染会引起更强、更持久的免疫应答。这是因为真正的感染往往导致更强烈的免疫应答（更不用说真正的发病情况），然而，对于疫苗接种来说，我们可能需要不止一次疫苗接种才能获得完全保护性免疫。在感染后，机体会产生更多种类、更多样化的抗体，也就是可以识别病原体不同部分（例如，病原体的各种抗原）的抗体。对于某些病原体，如水痘和麻疹病毒，其感染可使机体获得终身免疫。

然而，这种情况并不适用于所有病原体，例如在感染百日咳一段时间后，机体的免疫力会随着时间的推移而逐渐降低。2 岁以下的儿童感染某种细菌时，机体是难以发起免疫应答以产生记忆细胞的，甚至在因感染而患病后，他们也没有持久的免疫力。假如某种病毒或细菌有多个株系,那么感染一个株系可能也不会获得能对抗其他株系的免疫力。

相比自然感染,某些疫苗会诱导出更强的免疫应答,其中一个例子就是人乳头状瘤病毒(human papilloma virus,HPV)疫苗,它是用纯化的衣壳蛋白制备的,其诱导的抗体水平比真正感染人乳头状瘤病毒的机体中的抗体水平还要高。同样的例子还有破伤风疫苗:接种该疫苗的人的抗体数量要多于自然感染后自愈者的。

2岁以下的儿童有时难以产生免疫应答
Photo by Picsea on Unsplash

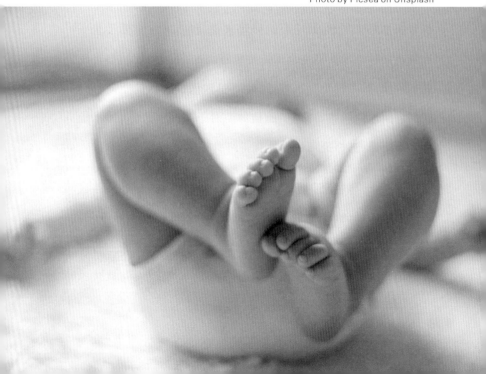

对于特定疾病来说,自然免疫可以比肩疫苗免疫,但重要的是要记住,自然免疫是以不得不承受患病或感染为代价的免疫,而且患病的风险还包括残疾和死亡。

疫苗可预防疾病的真正风险是什么？

自从疫苗问世以来,疫苗可预防疾病的发病率急剧下降。因此,暴露于这些疾病的风险现在也是相当低的,有的疾病(包括脊髓灰质炎和白喉)已经从美国彻底消失了。对于其他疫苗可预防疾病,虽然总的发病率也有所降低,但是仍有病例不时出现,这是因为可用的疫苗并未覆盖所有不同类型的细菌或病毒。例如,肺炎球菌的疫苗在 20 世纪 80 年代就已存在,但是这种细菌依旧每年导致数以万计的肺炎、血流感染和脑膜炎病例。

另一方面,近年来有些疫苗可预防疾病的发病率时有反复,甚至明显上升。百日咳的发病率自 20 世纪 80 年代以来稳步上升,2012 年美国报告的病例接近 50000 例。所有年龄组普遍易感百日咳,其中婴儿患重症疾病的风险最高,且通常需要住院治疗。事实上,也会有一些疫苗可预防疾病定期暴发,如流行性腮腺炎、水痘、麻疹和脑膜炎球菌引起的血流感染与脑膜炎。在医疗系统发达且能够实施有效救治的地方，因感染这些病原体而死亡的风险还是比较低的，但是重症疾病仍会发生而且确实发生过。就全球平均水平而言，感染百日咳的婴儿的病死率约为 1‰；感染麻疹的婴儿的病死率约为 0.1‰；对于全年龄组，感染脑膜炎球菌所引发疾病的个体的病死率约为 10%。

因此，疫苗可预防疾病的实际风险是很难预估的。疫苗可预防疾病的暴发通常发生于易感个体或没有免疫力的人群聚集时。当疾病暴发的时候，实际上很难阻止病毒或细菌在人群中传播，特别是对容易在人与人之间传播的病原体比如百日咳杆菌和麻疹病毒来说，阻断传播是一个更大的问题。疫苗接种就是通过减少易感个体的数目，从而阻止传播来发挥作用的，简单来说，也就是让细菌或病毒"无处可去"。这就叫作群体免疫。

什么是群体免疫？

疫苗是通过保护已接种疫苗的个体来发挥作用的。已经接种疫苗的个体很难感染相应疾病，那么假如该个体没有感染相应疾病,他也就不会将这种疾病传染给其他人。当社区中有许多已接种疫苗的人时,细菌或者病毒也就无处传播——该群体也就免疫了。于是,即使在这个群体中有少数没有接种疫苗的个体,因为他们周围没有人使其面临感染,所以这些个体也就得到保护了。这种机制可能对某些病原体来说作用更大,但对另一些则作用有限,如包括麻疹病毒和百日咳杆菌在内的很容易传播的病毒或细菌,是需要特定群体中的几乎每个人都接种疫苗才能实现群体免疫的。而有的传染病则需要长时间的密切接触才使个体暴露于病原体并最终感染,在这种情况下,只需要相对较低的免疫接种率就可以实现群体免疫。一般情况下,疾病的免疫接种率需达到相对较高的水平,而通过群体免疫这种方式,该要求有所降低,疫苗对疾病发病率的影响相应变大了。

当免疫接种率没有高到足以实现群体免疫的时候会发生什么?

当免疫接种率较低的时候,更多的个体对传染病易感,有感染疾病的风险。假如群体中的任何一个人感染传染病,那么免疫接种率越低,感染者将疾病传染给该群体中其他易感个体的机会就越大。当这样的病例聚集在一起的时候,疫情就暴发了。只要一个社区里有更多的易感个体感染并使他人暴露于疾病面前,那么疫情就会加速发展。当有足够多的人因感染或接种疫苗而具有免疫力时,疫情就会减缓并最终结束。

疫情一般可发展到多大规模?

疫情发展的规模取决于易感人群的数量、病原体的感染性(或接触传染性)以及所感染疾病的严重性。例如,如果病原体使个体很快发展为重症病例,那么这些个体出去将疾病传染给其他人的机会就更少。然而,有些传染病,例如百日咳,甚至在人们意识到已感染了之前就会被传播,这就使得一旦这些传染病被发现已经开始在社区蔓延开来,它们就很难被控制。这也就是疫苗被用于疫情应急的原因,首要的是它们会防止人们感染疾病。

免疫与疫苗接种之间的差异是什么?

免疫指的是提供免疫力的任何接触,包括疫苗接种和自然感染。免疫通常被分为主动免疫和被动免疫。当个体接触抗原，出现免疫应答并产生抗体时，就会发生主动免疫。因此，主动免疫可以通过疫苗接种或自然感染发生。

被动免疫则是指个体从非直接免疫应答中获得抗体时发生的免疫应答。最常见的被动免疫形式是孕妇通过胎盘将抗体传递给她们的胎儿，这为婴儿出生后的头几个月提供了免疫保护。另一种被动免疫形式是通过医疗干预发生的，特别是针对自己无法产生抗体的免疫缺陷患者。在这种情况下，免疫缺

聚集人群中有病例会加速疾病蔓延
Photo by Chris Barbalis on Unsplash

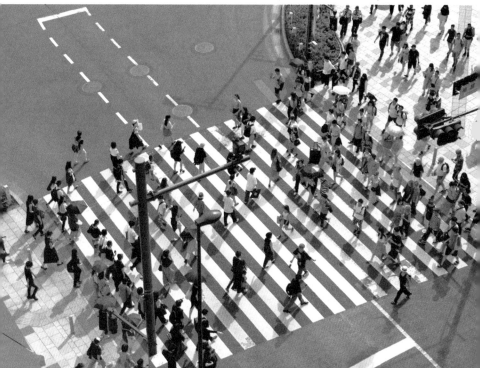

陷患者会接受含有其他人的抗体的血液制品。在接触某些传染病(如狂犬病)病原体的情况下,注射一组狂犬病特异性抗体可以获得即时保护。这些抗体是短效的,不能激活免疫记忆细胞,所以这种免疫被认为是被动的。

疫苗可分为哪些类型?

一种疫苗的成分影响着它引发的免疫应答的类型和持久性。据此,疫苗可被分为六类:减毒活疫苗、灭活疫苗、蛋白质亚单位疫苗、重组疫苗、多糖疫苗和多糖结合疫苗。

减毒活疫苗是由一种毒力不足以引起疾病的病毒制成的。作为病毒,它们寄生于其他细胞。使用减毒活疫苗,毒力减弱的病毒进入细胞后增殖的数量仅可引起免疫应答,但不足以感染很多其他的细胞并导致疾病。有三种方法可用于削弱病毒的毒力以制成疫苗。第一种方法是在非人类细胞中培养病毒。人类可感染的病毒在人体细胞中生长得最好,于是用非人类细胞如鸡细胞作为生长介质,那么病毒在人体中就不会很好地增殖。这种方法常常用于制备水痘、麻疹和流行性腮腺炎疫苗。第二种方法是在低于人类正常体温的温度下培养病毒,从而破坏病毒在人类正常体温下良好增殖的能力。第三种方法结合了非人类和人类病毒的组分,保留的人类病毒组分可诱发免疫应答,而病毒的非人类组分则确保病毒不能很好地增殖以避免引起真正的感染和疾病。这种方法被用于一种轮状病毒疫苗的制备。

灭活疫苗是由全病毒或全细菌来制备的,这些病毒或细菌会在另一种物质(通常是少量的甲醛)的作用下被杀死或中和。灭活疫苗中的病毒或细菌不会增殖,也不会引起感染或疾病,但是因为机体仍旧暴露于全病毒或全细菌,所以灭活疫苗能够诱发免疫应答。甲型肝炎疫苗、脊髓灰质炎疫苗和大多数流感疫苗都是采用这种方法来制备的。

蛋白质亚单位疫苗是通过分离细菌上的抗原或蛋白质来发挥作用的,这些抗原或蛋白质对于诱发保护性免疫应答非常重要。一些蛋白质亚单位疫苗以毒素作为抗原,这些抗原发挥着毒素的作用。例如,白喉疫苗和破伤风疫苗就是通过灭活相应细菌产生的毒素而制成的,这种灭活毒素被称为类毒素。百日咳疫苗是由 2 到 5 种不同的蛋白质制成的,这些蛋白质可以是毒素,也可以是细菌自身的一部分(相比之下,一个完整的百日咳细菌含有约 3000 种蛋白质)。灭活蛋白质不会引起感染或疾病,但当实际感染发生时,它们会引起识别并灭活细菌或毒素的免疫应答。

与针对细菌的蛋白质亚单位疫苗类似,重组疫苗是由已知的可以诱导保护性免疫应答的单一病毒性蛋白质制成的。为了获得重组疫苗,负责合成所选蛋白质的基因被插入酵母细胞的 DNA(脱氧核糖核酸)里。酵母增殖时,DNA 也随之增殖,得到的蛋白质被纯化制成疫苗。乙型肝炎疫苗和人乳头状瘤病毒疫苗就是利用这一技术制备的。

多糖疫苗以一类特殊的细菌为靶目标,这类细菌的表面是由糖或多糖组成的特殊荚膜。因为人体首先是与细菌的荚膜产生相互作用,所以多糖荚膜也是免疫应答的作用靶。因此,针对荚膜细菌的疫苗是用这种荚膜而非细菌的任何蛋白质制成的。

然而,多糖荚膜既不能很好地激发免疫记忆,也不能很好地在 2 岁以下儿童的体内发挥作用。这的确是一个难题,因为带有荚膜的细菌——肺炎球菌、脑膜炎球菌和 b 型流感嗜血杆菌——在幼儿体内可以引起严重的疾病。这就带动了多糖结合疫苗的研发,在这种疫苗中,多糖荚膜被黏附于可激活记忆细胞的某种蛋白质上。

为什么有如此多种类型的疫苗？

随着科学家更多地了解机体如何对某些病原体和抗原做出反应，疫苗的研发也在不断发展，最终的目标就是制备对病原体来说有特异性的，但不会攻击机体内健康细胞的抗体。这些抗体也需要作用于病原体的正确部位，这样病原体就不会持续存在并引起感染，而抗体则可以尽可能长时间地持续存在和保持记忆。

为什么绝大多数疫苗要求不止一次接种？

有一些疫苗，特别是减毒活疫苗，能有效引起保护性免疫应答，因为它们能够以一种模拟自然感染的方式来激活免疫系统。在这种情况下，一次活病毒疫苗接种对于大多数人来说通常是具有保护作用的。灭活疫苗或蛋白质疫苗就没有那么有效，因此必须多次接种这些疫苗才能获得完全的免疫效果。第一次以外的疫苗接种，常常也叫作"加强接种"，有助于增强免疫应答。第一次接种则被称作"致敏剂次"，因为这是机体第一次接触一种抗原,所以这也是机体首次开始形成记忆细胞。随后的接种增加记忆细胞的数量并帮助机体维持循环抗体。

除了抗原,疫苗还有什么其他组分?

为了保持疫苗的安全性,并提高疫苗的有效性,疫苗可能还含有除了抗原之外的其他组分。这些组分包括:

防腐剂,例如苯酚和硫柳汞,用来防止疫苗在生产过程中或之后的环境中被细菌污染。这些成分对于防止疫苗污染特别是疫苗瓶被打开后的污染尤其重要。基于这个原因,在装有多于一次使用剂量的小瓶中应该添加防腐剂。

稳定剂,例如糖类、氨基酸类或蛋白质,可使疫苗更长久地保持功能。如果没有稳定剂,疫苗的抗原在疫苗生产、运输和储存过程中发生温度变化时会被降解。

灭活剂,例如甲醛,用于灭活病毒或细菌类毒素疫苗(见前面关于疫苗类型的讨论)。甲醛在一些疫苗生产过程中被用来灭活病毒或细菌,虽然甲醛会在病毒或细菌灭活后被去除,但是在生产过程中仍可能会有少量残留,不过允许的残留量远低于人体内自然产生的甲醛量。

佐剂或者利于增强免疫应答的物质。对疫苗接种的免疫应答较弱的年老者或者免疫功能缺陷患者来说，佐剂的作用尤其重要。如果疫苗所含抗原剂量较低，佐剂就有助于增强免疫应答，但在能诱导更完全的免疫应答的减毒或灭活疫苗中并不需要佐剂。铝盐是在美国获得许可的疫苗中最常用的佐剂，之所以是使用最广泛的疫苗佐剂，是因为它可通过增强免疫细胞对抗原的吸收或者减缓抗原在注射部位的释放以促进功能更持久的抗体产生，进而帮助增强免疫应答。含铝佐剂的疫苗使用时间最长，且有规范的安全记录。

佐剂、防腐剂和灭活剂是确保疫苗生产安全性和有效性所必需的。事实上，这些物质，包括铝盐、甲醛和硫柳汞，在人体中超过一定水平会产生毒性，这已经引起了一些人尤其是那些对疫苗接种犹豫不决的人对疫苗安全性的担忧。

虽然这些物质是必需的，但它们安全吗？

没有证据表明接触疫苗中的这些物质会导致中毒或患病。在美国，任何疫苗添加剂的使用都受美国食品药品管理局

(Food and Drug Administration,FDA)监管,必须严格按照允许添加量的要求来添加。与这些添加剂相关的细节也是所有疫苗许可证申请的中心焦点,在没有向美国食品药品管理局提交修正案的情况下,这些细节是不允许被更改的。根据美国联邦政府的要求,所有疫苗添加剂的种类和数量都必须标列在疫苗的标签上。

铝和重金属(如汞)是存在于环境中的,在人们吃的许多食物中也能找到(例如,汞就存在于婴儿配方奶粉中)。人体会排

婴儿配方奶粉中也含有适量汞
Photo by Kelly Sikkema on Unsplash

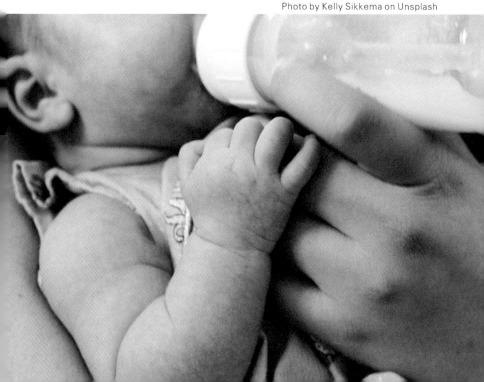

出所接触的重金属,每个人的血液中都有微量但可检测到的铝和汞。疫苗中的这些微量的物质并不会增加它们在人体血液循环系统中的数量,与个人每天自然接触到的数量相比,接种疫苗时接触到的数量是微不足道的。

疫苗生产中用来灭活病毒或细菌的甲醛,已经被证明会损伤动物细胞 DNA,这与癌细胞形成的过程是相似的。然而,甲醛和损伤细胞 DNA 之间的相关性仅仅是建立在动物模型和实验室实验基础上的,甲醛并未被认为是人类的直接致癌物。值得注意的是,甲醛是人类代谢途径(包括 DNA 的合成)的必需物质。基于这个原因,每个人血液中可检测到的甲醛含量远远超过疫苗中甲醛的含量。

硫柳汞和自闭症有什么关系呢？

因为汞的毒性会影响神经系统,所以人们一直担心硫柳汞可能与自闭症等神经发育障碍有关(疫苗和自闭症在后文也有讨论)。这一担忧源于 1998 年发表在医学杂志《柳叶刀》(*The Lancet*)上的一篇文章,文章中英国胃肠病学家安德鲁·韦克菲尔德(Andrew Wakefield)和他的同事们介绍,12 例患者在接种了含有硫柳汞的麻疹-流行性腮腺炎-风疹三联疫苗（MMR①疫苗）后出现了自闭行为和胃肠道症状。这篇文章提出了推论：麻疹-流行性腮腺炎-风疹三联疫苗可能促使机体产生了攻击神经系统并导致行为改变的抗体。在韦克菲尔德等人的研究成果发表之后，很快，人们就认为硫柳汞可以导致自闭症。

在韦克菲尔德等人的研究成果发表后的几年里，新闻记者和其他科学家发现了韦克菲尔德等人的研究的缺陷，以及多重的职业利益冲突和违背伦理的行为，这些都使该研究结果和作者们关于麻疹-流行性腮腺炎-风疹三联疫苗与神经发育障碍（如自闭症）之间存在关联的说法变得不可信。在2010年，《柳叶刀》迈出了重要的一步，撤回了这篇论文。同时，《柳叶刀》的主编告诉《卫报》，编辑委员会被作者们对其研究方法的陈述欺骗了。自从韦克菲尔德等人的文章被杂志撤稿之后，随后的几项研究发现麻疹-流行性腮腺炎-风疹三联疫苗、硫柳汞或任何其他疫苗都和自闭症之间没有联系。

①　MMR 即 measles（麻疹）、mumps（流行性腮腺炎）、rubella（风疹）的首字母缩写。——译者注

为什么硫柳汞在 2001 年从疫苗中被去除了？

韦克菲尔德等人的文章显示硫柳汞可能与自闭症相关，这引发了公众的强烈反应，包括因担心硫柳汞的潜在毒性而要求从疫苗中去除硫柳汞。虽然没有证据表明疫苗接种会导致任何不良反应或汞中毒，但美国政府当时还是做出决定，将硫柳汞从所有疫苗中去除，这样疫苗接种就不会造成任何汞接触，而且人们可以合理地认为，接种疫苗是为了减轻人们的担忧，并且去除硫柳汞可以防止疫苗接种受到影响。现在，硫柳汞在美国仅被用于多剂量流感疫苗。因为硫柳汞优良的防腐性能，又缺乏硫柳汞有副作用的证据，世界卫生组织仍然建议在发展中国家的多用途小瓶疫苗中使用硫柳汞。

最重要的是，使用防腐剂、稳定剂和佐剂使我们能够安全有效地使用疫苗。即使从疫苗中去除铝盐等佐剂，也不会显著减少个体与这些物质的接触，但却会降低疫苗的有效性和安全性。

是否有一些疫苗含有动物制品？

是的。

有一些疫苗含有减毒病毒，而减毒病毒只能在动物细胞中生长。动物细胞被用作培养基来培养疫苗病毒，然后这些病毒在被包装成疫苗之前会被纯化。纯化是在动物细胞之外进行的，但是疫苗中可能会有很少量的动物蛋白质或 DNA。

明胶是一种由猪皮或猪蹄等制备的动物制品，它也存在于一些疫苗中。明胶被用作某些活病毒疫苗（如水痘疫苗、带状疱疹疫苗、流感减毒活疫苗和狂犬病疫苗）的稳定剂，这些疫苗可能含有大量明胶。对于那些对明胶严重过敏的人来说，这是一个重要的考量因素。虽然这是一种非常罕见的（每 100 万剂接种量中会有 1 例）过敏反应，但明胶仍然是常见的疫苗严重过敏诱因。

疫苗会使用来源于流产胚胎的细胞吗？

有些会，尤其是在用以培养疫苗病毒的动物细胞不充裕的情况下。由于人类胚胎细胞与其他人类细胞的作用是相同的，它们更有可能支持人类病毒的复制。它们也是有效无菌的，还没有像某些动物细胞那样接触其他病毒或细菌。因为胚胎细胞可以无限复制，而且没有限制条件，所以它们能够从单一的来源中持续产生，并且被广泛地应用于生物医学研究。除了疫苗的研制，人类胚胎细胞还被用于研制艾滋病、脊髓损伤、癌症及帕金森病和自闭症等神经疾病的药物。

现今用于疫苗生产的胚胎细胞是从 20 世纪 60 年代瑞典和英国发生的两例不同的选择性流产胚胎中培育出来的。来自瑞典的胚胎细胞被送到费城的威斯塔研究所（Wistar Institute），在那里，它们首次被用于制备风疹和狂犬病疫苗，这也就是已知的 WI-38 细胞系。来自英国的胚胎细胞被送到了英国医学研究委员会（Medical Research Council），这些细胞就是已知的 MRC-5 细胞。目前，有 4 种疫苗是用 MRC-5 细胞来制备的，它们是水痘疫苗、风疹疫苗、甲型肝炎疫苗和一种狂犬病疫苗。

对于那些反对堕胎的人来说，胚胎细胞的使用可能会造成非常艰难的伦理困境。在 2005 年，认为科学和信仰之间存在着生物伦理交叉点的梵蒂冈教皇科学院（Pontifical Academy for Life)曾就这一问题做出了正式裁决,认定接种使用胚胎细胞制备的疫苗是可以接受的,裁决认为,很显然,现在使用疫苗并不会使接种疫苗的人与过去堕胎的人分享不道德意图或行动。

2 疫苗简史

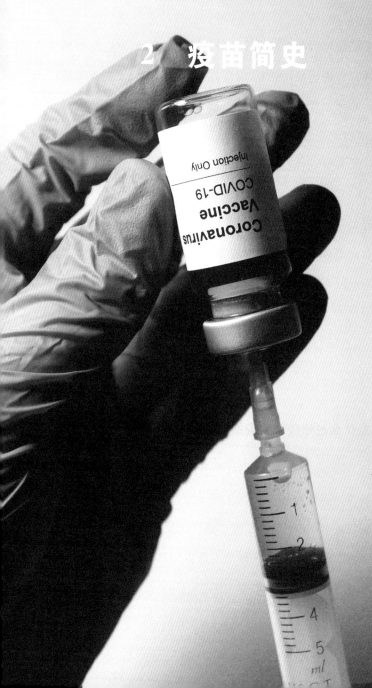

疫苗接种的概念基础最早可追溯到古希腊时代,那时的医生观察到一种现象,有的疾病患过一次后可以防止再次患同一种病。公元 900—1000 年,现代疫苗的早期形式在中国发展起来的,当时的医生注意到,接触过天花痂组织的人可以免于感染天花或病情较轻。天花痂经常被磨成粉经鼻吸入,此后数百年,亚洲和非洲的人们也采取了类似的干预措施。1715 年,英格兰驻土耳其大使的妻子玛丽·蒙塔古(Mary Montagu)夫人在她自己感染了天花后学会了这一做法,并且寻找保护她孩子的方法。1721 年,她让医生为她 2 岁大的孩子接种了疫苗,因此人们认为是她把疫苗接种带到了英格兰。

然而,直到 18 世纪早期,疫苗才首次来到美国。

疫苗是什么时候传到美国的?

1721 年,波士顿的天花流行开始于一艘船将天花从加勒比地区带到美国海岸。虽然这不是殖民时期的美国第一次出现天花流行,但这次首次尝试了通过干预来预防疾病。这种干预是通过一种叫作预防接种的方法进行的,也就是众所周知的天花脓液接种。在那个时候,预防接种的应用多少是有点"凭运气"的行为,因为那时的人们并不了解人体免疫系统的多种作用方式,也不懂得多少微生物理论。

什么是接种?

韦氏词典将接种定义为"将病原体或抗原引入活的生物体中以促进抗体的产生"。在 1721 年天花流行期间,健康个体通过皮肤上的小切口接种感染个体的天花脓疱疹的脓液。接种的人会得天花,但通常病情比较轻。接种的个体之后因为抗体保护而免于感染,不过人们当时还不清楚抗体的作用。

接种的引入充满了争议。因支持塞勒姆女巫(Salem witch)审判而闻名的波士顿牧师科顿·马瑟(Cotton Mather)率先呼吁接种以应对 1721 年的疫情。

马瑟首先从已经在自己的国家接种了的奴隶那里,以及相关文件中了解到了接种和它的好处。马瑟曾用宗教术语描述过天花——一种天意或人类罪恶的反映,但在 1721 年的疫情中,他选择了干预,并声称是上帝的旨意。

有意思的是,除了同意为他人接种的扎布迪尔·博伊尔斯顿（Zabdiel Boylston）医生，马瑟在医学界几乎找不到支持者。
到疫情结束的时候，博伊尔斯顿已经为 248 人进行了接种，但
绝大多数接种是秘密进行的。然而，到了 1730 年波士顿再次
出现天花疫情，这一做法终于开始受到关注。

为什么会有争议？

    从医学的角度来看，虽然接种已经在世界上许多国家得以
实践，在医学书上也有描述，但是在它首次被引入时，已有的文
献资料并没有提供很多证据来证明接种的有效性和安全性。
那些在接种后患上天花的人仍旧能够将天花传染给其他人，因
此做好隔离是非常重要的。许多人难以接受将故意使自己生
病的行为作为一种预防措施，人们能接受一些治疗疾病的干预
措施，其中很多措施是危险的，但在他们本来感觉良好的时候，
接受一种新的故意使他们生病（尽管要比通过传统传染途径感
染天花的人病得轻很多）的干预措施就更困难了。也有一些人
担心接种会导致慢性健康问题，还有一些人在道德和精神上有
所保留。很多诸如此类的观点如今仍能在担忧疫苗安全性的
人之中引起共鸣。

撇开争议不谈，接种引发的感染似乎并不那么严重，而且可以预防随后的感染。接种的推广速度很慢，但是医学界最终还是接受了它，有时会在接种前增加一系列的预防（尽管很大程度上是不必要的）干预措施。1757年，一位英国外科医生和他的儿子开发了一种更简化的接种方法（用一根细针而不是柳叶刀），并成立了一个由200名接种医师组成的国际协会。尽管有了这个组织，在美国独立战争时期，接种在许多殖民地仍然是违法的，但在费城和波士顿等较大的城市，接种被广泛应用。

我们是如何从接种发展到疫苗接种的？

依旧是因为天花。1796年，英国的一位乡村医生，爱德华·詹纳（Edward Jenner），当时正在给一位挤奶女工治病。这位挤奶女工声称自己从未得过天花，因为她曾接触过牛痘，这是一种与天花类似但温和且不那么普遍的病毒性疾病。牛痘感染者主要限于农场工人，他们是通过接触牛乳感染上牛痘的。牛痘没有天花这么严重，但仍然会引起关节发炎、皮肤溃疡、发热和四肢疼痛。与天花相反，牛痘不会造成毁容或死亡。

詹纳的第一个田间试验就是找到一群有牛痘病史的农民，并给他们接种天花脓液，结果这些农民没有一个染上天花。在1796 年的 5 月，他做了最后的测试：他从一位感染了牛痘的挤奶女工的伤口中取出脓液，然后接种给一个小男孩。几个星期后，詹纳给这个男孩接种了天花脓液，结果什么都没有发生，这个男孩一直未表现出更严重的症状。詹纳由此证明了牛痘能使人拥有抵抗天花的免疫力。到 1801 年，全欧洲有 10 多万人已经接种了第一代以牛痘为基础的天花疫苗。

天花疫苗是什么时候来到美国的？

有意思的是，美国没有牛感染牛痘，于是就无法获得在英国成功生产疫苗所必需的牛痘脓液。一些家庭医生从英国获取了样本，但是这种有限的供给跟不上巨大的需求，进而导致了欺诈，催生了黑市疫苗，使用这些疫苗后人们以为受到保护，不料却仍然感染了天花。这些事件的扩散几乎完全阻滞了美国的天花疫苗接种，直到托马斯·杰斐逊（Thomas Jefferson）介入并开辟了牛痘脓液（或牛痘）的大量进口途径。美国政府机构还与医生合作开展研究以验证疫苗接种的真实有效性。

这种早期疫苗的实际效果如何?

如今,我们可以假设牛痘病毒与天花病毒相似,所以能够引起交叉反应——也就是说,对抗牛痘的抗体也能识别并对抗天花。

詹纳及其同时代的人对细菌或病毒都没有任何明确的概念,想必他们对观察结果的内在机制知之甚少。他们的证据基

曼哈顿的天花医院遗址
Photo by Tdorante10 on Wikimedia

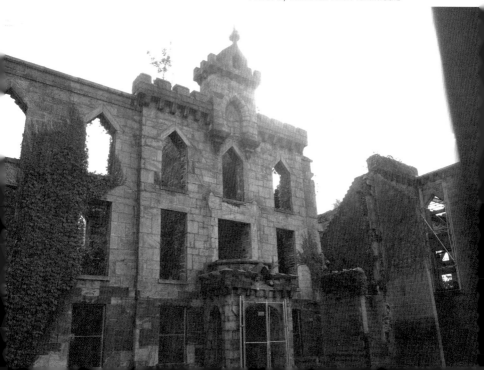

于接种过疫苗的人在接触天花后发展（或没有发展）成天花病患的数量。虽然疫苗确实能预防疾病，但是人们对疫苗的认知缺乏导致了疫苗给药中的错误，包括使用没有活性的病毒（这就不会诱发免疫应答，也不会产生保护作用），以及病患接触细菌而造成皮肤感染，或者由于疫苗被污染而患上破伤风。随着医学科学界研究得越来越深入，这些问题也随之减少了。

公众对新型疫苗的反应如何？

在美国，公众对疫苗接种的支持发展得比在英国要缓慢得多。到 19 世纪初，美国的疫苗使用大多局限于较大的城市，与农村社区相比，这些城市的人口患天花的风险更高。为了应对频繁暴发的疫情，波士顿于 1827 年成为美国第一个颁布强制性疫苗接种法的城市，马萨诸塞州于 1855 年成为第一个颁布强制性疫苗接种法的州。

随着时间的推移，美国内战和普法战争分别在北美洲和欧洲为疫苗的重要性提供了证据：要求士兵接种疫苗的军队与不要求士兵接种疫苗的军队或平民相比，前者之中天花病例和死亡人数较少。这就使得战后各界更加协调一致地努力，以确保稳定的疫苗供应和强制接种疫苗的落实。然而,当时的执法情况参差不齐,而且由于疫苗供应不稳定,公众对这些法律的接受程度也不一致。

在牛痘很常见的欧洲,疫苗农场的建立确保了更稳定和持续有效的疫苗供应,而不需要从天花感染者的病变部位提取体液。这种做法很快在美国也开始流行起来,在整个 19 世纪的大部分时间里,天花疫苗是在疫苗农场里通过直接从牛的牛痘病变部位提取体液,即"直接从牛身上"制成的。最初,美国从

19世纪的天花疫苗是直接从牛身上制成的
Photo by Andy Kelly on Unsplash

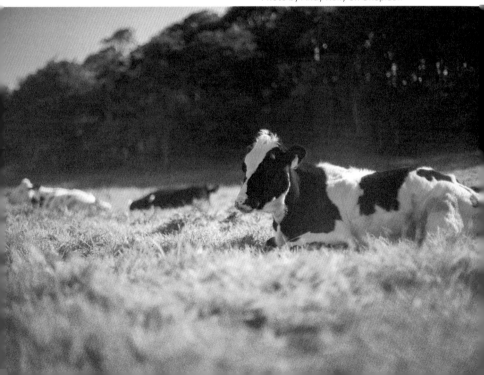

法国进口了这些牛痘病毒株——第一种被广泛传播的牛痘病毒株叫作 Beaugency 疫苗株。在 1870 年之后，美国终于建成了疫苗农场，当时波士顿的一名医生进口了 Beaugency 疫苗株，并给几头奶牛接种了疫苗。随着时间的推移，这一做法被逐步改进，其中包括将其他细菌污染风险降到最低的技术。尽管有了这些改进，绝大多数人通常还是回避疫苗接种，除非发生疫情。

詹纳的疫苗引入也遭遇了第一次反疫苗运动的抵制。英国于 1871 年颁布的《疫苗接种法案》(Vaccination Act) 要求人们接种疫苗，否则他们将面临罚款或财产损失的风险。该法案催生了全国反强制接种联盟 (National Anti-Compulsory Vaccination League)，该联盟出于对疫苗安全性和有效性的担忧，反对强制接种。

在美国，有组织的反疫苗运动经历了更长的发展期。许多人对强制性疫苗接种计划持谨慎态度，当地也出现了反疫苗接种社团，但并没有形成广泛的组织。直到 1906 年，白手起家的百万富翁约翰·皮特凯恩(John Pitcairn)，同时也是斯维登堡派(Swedenborgian，一个基督教教派，认为接种疫苗代表着灵魂的污染)的信徒，成立了第一个具有雄厚财力和组织能力的反疫苗接种组织——宾夕法尼亚反疫苗接种联盟（Anti-Vaccination League of Pennsylvania）。对推行强制性法律的愤怒激发了皮特凯恩的行动，强制性法律要求人人接种疫苗，甚至包括那些因为宗教信仰而反对疫苗接种的人。（需要指出的是，在皮特凯恩发起反对行动的那个时代，在社区流行的已经是一种毒力较弱的天花病毒毒株，因此人们对天花的畏惧减少了，这使得强制性疫苗接种显得并不是那么必要，而且接种对于某些人来说更令其反感。）

皮特凯恩阻止宾夕法尼亚州强制性法律的行动并不是很成功。他于 1908 年又协助建立了全美反疫苗接种联盟（Anti-Vaccination League of America），这个组织的主要目标是："促使人们普遍接受如下原则：健康是大自然对抗疾病的最大的保障手段，因此任何州都无权要求任何人损害其健康。"全美反疫苗接种联盟吸引了一些有鼓动性的活跃分子，并且聚集了阻止推行强制性疫苗接种法律的力量。支持该组织论点的许多观念至今仍能引起共鸣。该组织中的一些人反对疾病是由需要预防的特定细菌引起的这一观点，他们认为疾病表现为不清洁或健康状况不佳的症状。另一些人认为接种是无效的、不卫生的，他们强调掌控自己身体的重要性。疫苗接种也被认为是公

共卫生和医学越界的一个例子,因而该联盟在 1911 年提出了
"做你自己的医生"这个口号。皮特凯恩和该组织的领导人游
说政府立法机构,并参与有关疫苗接种的公开辩论。这些努力
导致 20 世纪 10 年代一些州的强制性疫苗接种立法失败了,但
是到了 20 世纪 20 年代,由于疫苗接种和其他公共卫生预防措
施成功地预防了结核病、白喉和破伤风等疾病,该组织也就开
始失去影响力了。疫苗技术也在不断改进,这反过来增加了人
们对疫苗安全性的信心。

公共卫生界如何使得早期疫苗更安全?

天花疫苗诞生时,相关学科还相当不完善。最早的疫苗的
缺陷在 1901 年至 1904 年天花流行期间充分地显现出来了,当
时天花在美国各大城市和州流行。通过开展广泛的强制免疫
行动以阻止疾病传播之后,在费城、卡姆登(Camden)、克利夫
兰(Cleveland)和大西洋城(Atlantic City)的接种过疫苗的人
中暴发了破伤风死亡事件,而所有这些死亡事件都与一家生产
商生产的疫苗有关。这凸显出疫苗生产缺乏监督,并激起了公
众对疫苗安全性的不信任感。随后,由医生约瑟夫·麦克法兰

(Joseph McFarland)领导的一项调查发现,污染可能是甘油使用不充分造成的,那个时候,生产商通过在疫苗中添加甘油用以杀灭可能引起污染的细菌。1902 年 7 月,美国国会通过了《生物制剂控制法》(Biologics Control Act),对跨州流通的疫苗进行监管;随后的法规要求对破伤风杆菌和其他细菌进行检测,但是更严格的要求也导致了获得许可资质的疫苗生产商更少了(当然,疫苗质量也更好了)。1906 年,美国国会通过了《纯净食品和药品法》(Pure Food and Drug Act),为美国食品药品管理局的成立奠定了基础。

随着美国疫苗监管基础设施的建设,现代疫苗运动在一系列科学进步之中开展起来。路易斯·巴斯德(Louis Pasteur)的细菌理论建立在细菌和病毒等微生物引起传染病的原理基础上,这一理论被广泛接受。巴斯德还指出,细菌并不像当时普遍认为的那样是自然出现的,而是存在于环境和空气中并传播。巴斯德也发现,假如他把液体煮沸以杀灭细菌(这一过程后来也被称为巴氏消毒),然后将容器密封,那么容器内就不会再滋生细菌。这种杀灭污染细菌,或者说制造"无菌"环境的想法,让外科手术和食品安全技术得到了发展。

在这段时间里，疫苗科学发展的关键是什么？

疫苗科学中最重要的发展之一是减毒，即减弱病毒或细菌的毒性，使其不能诱发疾病，但仍可引起免疫应答，随后发挥保护作用。巴斯德通过研发一种鸡霍乱疫苗证明了减毒作用。他在酸性培养基(环境)中培养霍乱微生物，这种酸性环境使得病毒的毒性有所减弱而疫苗又未丧失功效。与巴斯德同时代的亨利·图森特(Henri Toussaint)用类似的方法研制出了一种炭疽疫苗。这些疫苗在实验室和动物实验中被证明是有效的，但并没有立即用于人体测试。

这一情况在 1885 年发生了改变，当时巴斯德也用这一减毒手段研制了狂犬病疫苗，并为两名被疯狗咬伤过的 14 岁男孩接种了该疫苗——这是他第一次在人体上使用减毒疫苗。两名男孩都活了下来，但是这一试验一开始就遭到了公众和医学界的责难。然而，两名男孩的存活促使更多的志愿者接种疫苗，这些志愿者都被咬伤过，他们无一例外地活了下来，这为巴斯德赢得了支持和赞扬。

在新疫苗的研发和疫苗安全性鉴定方法上，所有的研究发现总体上处于一个繁荣时期。

疫苗发展是如何开始起步的?

19 世纪末,疫苗的发展和相关实践实现了巨大的飞跃,疫苗更加有效而且更安全。随着巴斯德研制出减毒狂犬病疫苗,其他科学家团队也发现了利用灭活病毒或细菌制备疫苗的方法。这些发现促成了 1879 年至 1897 年第一代人类伤寒疫苗、鼠疫疫苗和霍乱疫苗的诞生。

在 20 世纪初,科学家在感染了某些细菌(白喉杆菌和破伤风棒状杆菌)的动物的血清(一种血液成分)中发现了抗毒素。这些抗毒素可以中和实验室培养的引起白喉和破伤风的致病菌,科学家因此发现了抗体如何与特定抗原相互作用。这也推动了含有动物血清(来自马和兔子)的抗毒素的商业化生产,以帮助接触者免受疾病的侵害。科学家开始称兔子血清为"免疫血清",同时"免疫"这个词也就诞生了。

疫苗生产方面的其他重要进展有哪些？

第一代疫苗是由减毒或灭活的细菌或病毒制成的（表 2.1），病毒必须在动物体内培养。在 20 世纪 20 年代，一对夫妇组成的科学家团队研发了组织培养技术，接着在 1931 年，E. W. 古德帕斯丘（E. W. Goodpasture）研发了用鸡胚培养病毒的技术。后者被证明是一种更快速、更安全的技术，并促进了许多新疫苗包括流感疫苗的研发。1949 年，一种叫作细胞培养的新技术问世，这意味着病毒甚至能更容易地在实验室存活，从而革新了疫苗的研发。

表 2.1　疫苗发展时间线

时期	疫苗类型	针对的疾病或病原体
20 世纪 20—30 年代	减毒	结核、黄热
	灭活全病毒/细菌	百日咳、流感、斑疹伤寒
	蛋白质	白喉、破伤风
20 世纪 50—60 年代	减毒	脊髓灰质炎（口服疫苗）、麻疹、流行性腮腺炎
	灭活全病毒/细菌	脊髓灰质炎（注射疫苗）

续表

时期	疫苗类型	针对的疾病或病原体
20 世纪 70—80 年代	减毒	伤寒
	灭活全病毒/细菌	狂犬病(细胞培养)、蜱媒脑炎
	蛋白质	肺炎球菌多糖、 脑膜炎球菌多糖、 流感嗜血杆菌多糖与结合物
	重组体	乙型肝炎表面抗原
20 世纪 90 年代	减毒	水痘、带状疱疹
	灭活全病毒/细菌	甲型肝炎、霍乱
	蛋白质	伤寒、百日咳(无细胞疫苗)、 脑膜炎球菌结合物(C 组)
	重组体	霍乱
21 世纪初	减毒	冷适应流感、轮状病毒、带状疱疹
	灭活全病毒/细菌	乙型脑炎、霍乱
	蛋白质	肺炎球菌结合物、脑膜炎双球菌
	重组体	人乳头状瘤病毒

　　对特异性抗原和抗体之间关系的不断了解促进了下一步
的重大发展。有了这些知识,科学家开始研发由特定蛋白质或细菌胞外荚膜多糖制成的疫苗,从而产生了如第 1 章中所介绍的不同类型的疫苗。在 20 世纪 80 年代,来自加利福尼亚州的一个研究小组进一步研发了重组疫苗。在这种疫苗中,负责合成蛋白质的基因被植入酵母细胞中。利用这种新的遗传物质,酵母可以制造蛋白质,这些蛋白质可以用于疫苗。

疫苗接种对疾病发病率有何影响?

一旦制订了免疫计划来实施疫苗接种,疫苗的影响就会扩大,尤其是针对儿童的疫苗接种,因为大多数早期疫苗都是为儿童准备的。一旦儿童大规模接种疫苗,疫苗可预防疾病的发病率和年均新增病例数就会开始显著下降(表 2.2)。

表 2.2　接种前后疫苗可预防疾病的年均新增病例数

疫苗可预防疾病	疫苗前时代 年均新增病例数	截至 2016 年 1 月 1 日 报告的年均新增病例数
麻疹	530217	667
白喉	21053	1
水痘	4085120	151149
百日咳	200752	32971
脊髓灰质炎	16316	0

续表

疫苗可预防疾病	疫苗前时代 年均新增病例数	截至 2016 年 1 月 1 日 报告的年均新增病例数
风疹	47745	6
流行性腮腺炎	162344	1223

疫苗的影响力取决于疫苗对病原体的覆盖范围。例如,一些病毒和细菌,如肺炎球菌和脑膜炎球菌,会有几种不同类型或类群在一个社区内传播。一种疫苗可能仅针对其中几种类型,因此仍旧会出现疫苗不能预防的类型导致的病例。基于群体免疫的原因,免疫接种率和病原体的传播能力对疫苗发挥作用的影响也很重要(见第 1 章)。

疫苗接种在其他国家的推行情况如何呢?

有关接种的文献记录最早出现在亚洲和非洲国家,其次在欧洲。随着接种在欧洲国家变得越来越普遍,这种做法被更广泛地输出到这些国家的殖民地(在某些情况下,是为了让这些国家对殖民者来说更安全,或者将这种做法作为"文明使命"的一部分)。疫苗接种也从中国传到了包括韩国和日本在内的其他国家。韩国于 19 世纪 80 年代建立了它自己的第一家牛痘疫苗接种诊所,并于世纪之交引进了霍乱疫苗和伤寒疫苗。印度也是最早实施接种的国家之一,而且在 1802 年首次引进了詹纳的天花疫苗,然而,直到 1850 年,印度还不得不从英国进口天花疫苗。到了 20 世纪早期,印度才开始自主生产天花、霍乱、伤寒和鼠疫疫苗,但在向公众分发疫苗时也遇到了挑战。

　　在非洲,好几个地区的少数民族在天花预防接种被引入欧洲和美国之前就使用了这种方法。正如前面提到的,科顿·马瑟先从一个美洲奴隶那里了解到接种。然而,现代疫苗的使用在很大程度上是欧洲殖民主义的一部分,到 1938 年,在北非和撒哈拉以南非洲,有 8 个欧洲医学研究实验室[包括巴斯德研究所(Pasteur Institute)]支持着这个区域的疫苗研发与推广。一般而言,各国倾向于采用新研发的疫苗作为进口、生产、储存和分发的资源,这就意味着全球的疫苗接种状况是不均衡的,至少在为实现根除天花所做的协调努力以及随后世界卫生组织于 1974 年制定扩大免疫规划(Expanded Programme on Immunization,EPI)之前,情况确实如此。该规划旨在确保所有儿童都能接种预防 6 种最常见和最致命的儿童疾病——结核病、破伤风、麻疹、白喉、百日咳和脊髓灰质炎的疫苗,并支持低收入和中等收入国家实施免疫计划。

3 疫苗研发

疫苗研发是一个很漫长的过程,它需要很多严格规范的步骤、花费很多年的时间和大量的科学与财政资源。考虑到影响儿童和成年人的疾病很多,该如何决定哪些疾病需要接种疫苗加以预防呢? 一旦疫苗研发开始,究竟会发生什么,以及谁又应该对此负责呢?

要开始这一讨论,就要弄清楚最近几十年来推动疫苗研发的因素发生了怎样的变化。在 20 世纪早期至中期,疫苗可预防疾病仍旧普遍存在,新疫苗的研发主要取决于新疫苗能以多快的速度减轻疾病负担,从而避免对儿童健康造成重大影响。此后,随着疫苗的广泛使用,疫苗可预防疾病的发病率降低,紧迫性就不再是疫苗研发的主要驱动力了,疫苗研发现在更多强调的是效益而不是风险。如今的监管环境既强调疫苗对健康人的安全性,也强调疫苗预防疾病的能力,相应地,疫苗生产要求也随之发生了变化。当前,疫苗安全性的认证标准非常高,并且是通过指导疫苗研发与生产的法规和质量控制措施来实施的。

与卫生保健的所有其他方面一样,疫苗研发也越来越强调成本效益。世界各地的免疫规划都在扩大,因此需要更多的资源来确保供应和分发,从而也就受到与生产规模和融资有关的额外审查。这对于较新的疫苗技术有特别的影响,这些技术尽管花费的资金更多,却也使得研发更有效的疫苗和针对新疾病成为可能。免疫规划必须相应地考虑使用新疫苗的潜在成本和效益,例如,需要多少人接种才能成功预防一种疾病? 又如,免疫规划每预防一个病例需要投入多少资金? 这种市场调研也影响疫苗生产商的新疫苗研发和定价,因为它们在为疫苗研发分配投资额之前会考虑疫苗的潜在市场需求和消费者对定价的接受度。

哪些因素影响疫苗的研发? 哪种疫苗会受影响?

人们基于对疫苗需求或公共卫生重要性的认识,决定是否继续进行疫苗研发。这些需求通常是由流行病学家——研究传染病如何传播、谁会被感染以及谁的风险最大的科学家——来判断的。疫苗是给群体接种的,因此流行病学家可能优先考虑会影响很大一部分人群的感染,或者优先考虑引起严重疾病的感染,他们也会考虑其他可预防感染的方法的可行性。有关疾病负担的评估可能包括对以下方面的分析:病例数、疾病对生活质量的影响、疾病的病死率,以及卫生保健系统的花费。

并不是发病率高的疾病才被认为是高负担的。高病死率的罕见疾病和相对罕见但传染性强的疾病就可以被认为是高负担的,这意味着一旦出现这样的病例,就可能迅速引起疫情暴发。以2014年和2015年暴发的西非埃博拉疫情为例,埃博拉病毒并不常见,它通常只出现于偏僻地区。然而,由于它易传播并可能引起严重感染,病死率高,因此它可能会相对较快地影响大量人群。埃博拉疫情在西非首次暴发之后,使用防护设备等干预措施帮助预防了一些新的感染(埃博拉病毒的传播途径是接触感染者的体液),但是通过这些方法防止所有接触是不可能的。由于缺少现成有效的埃博拉出血热治疗方法,研发疫苗就成为阻止疫情暴发的一项重要的优先任务。

这个例子也显示了尽可能多地了解病原体的重要性,包括病原体如何引起感染以及谁最可能感染。要研发出一种有效的疫苗,科学家需要知道细菌或病毒的哪一部分能刺激人体免疫系统并使人体产生免疫记忆。如果缺乏这种认识,就很难知道疫苗研发该从何入手。

成本方面的考虑也已经开始在疫苗研发中占据更重要的地位,公共卫生系统会在考虑投资成本与公共卫生效益的基础上,确定疫苗研发的优先次序。现在就有一些工具方法能提供这种评估,包括世界卫生组织的CHOICE(选择最适成本效益的干预措施)项目。衡量成本效益的一个常用指标是质量调整生命年(quality-adjusted life year, QALY)。这是一种试图量化疫苗对健康相关的生活质量的影响的方法,是一种标准化度量,也就是说是通过一个固定公式来计算的。政策制定者接着会比较计算所得出的针对不同疾病的疫苗的质量调整生命年。

在投资研发一种特定的或有针对性的疫苗之前,疫苗生产商要考虑前期投资可能获得的回报,以及市场接受度是否支持疫苗的持续生产和研发。对于疫苗生产商来说,一种新疫苗的市场规模很大程度取决于这种疫苗能否得到国家免疫规划的认可。这些生产商还会评估各项免疫规划的执行部门购买疫苗的能力,购买是否存在困难,因为疫苗的分发主要是通过预算有限的公共部门执行的。对于将主要用于资源有限的国家的疫苗,例如疟疾疫苗或霍乱疫苗,这种评估尤其重要。帮助资源匮乏的国家购买疫苗的人道主义非营利组织在疫苗研发中发挥了重要作用,这些机构通过向疫苗生产商提供可靠的、可预测的市场(和收入),可以影响疫苗的研发和定价,使资源有限的国家和富裕的国家一样能获得疫苗。

一旦决定进行疫苗研发，需要采取哪些步骤将疫苗从想法转化为产品？

疫苗研发的第一阶段是基于研究了解特定病原体如何与免疫系统相互作用。这是在实验室进行的基础科学研究，是通过试管实验或动物实验来完成的。相关的研究人员通常来自大学，也有制药公司和非营利组织的研究人员，目标就是确定细菌或病毒的哪一部分会刺激免疫系统产生保护性抗体。许多候选中的疫苗走到这一步后就没有后续进展了，因为它们并未充分刺激免疫系统，或者机体对其不耐受。如果筛选出的候选疫苗看起来确实很有希望，对它的研究将进入疫苗研发的真正的第一个阶段——临床前研究。

在临床前研究过程中，疫苗中用到的抗原是被分离纯化过的。人们非常关注抗原的特性和研究人员能够可靠地重复生产疫苗的能力，这种初步的基础工作也涉及多项质量保障测试。研究人员还需要弄清楚作用机制（疫苗是如何与免疫系统协调工作的），并对免疫应答和其潜在的副作用做出评估。这些研究通常是通过动物实验来完成的。通过研究动物体内的免疫应答和疫苗安全性,研究人员能够确定疫苗是如何在人体内发挥作用的,从而确定安全的初始剂量。疫苗生产商一般不会进行临床前研究,这些研究往往是由大学、政府的研究机构或生物技术公司来完成的。

一旦这些起始步骤获得批准,候选疫苗就会进入人体研究阶段,即临床研究阶段。当然,大多数候选疫苗在临床前研究中被淘汰掉了。

临床前研究确定疫苗如何发挥作用
Photo by L N on Unsplash

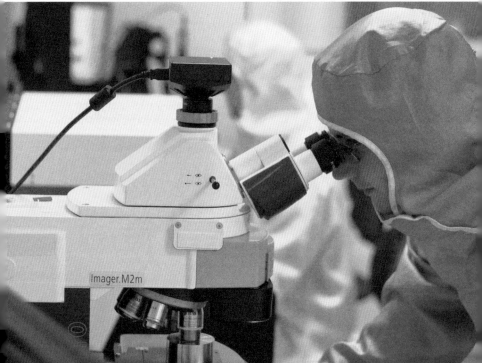

在美国开展临床研究需要满足什么条件？

根据美国《食品、药品和化妆品法案》（1938 年），在获得美国食品药品管理局的审查和批准以确保其承诺有效和相对安全之前，向人类提供任何实验性物质，包括候选疫苗，都是违法的，必须等到将研究性新药（investigational new drug，IND）申请书提交给美国食品药品管理局并获得批准后才能进行人体研究。申请书中确认了抗原的特性和纯度，以及所建议的疫苗中应包含的抗原的剂量。申请书还包含关于疫苗安全性和作用机制的临床前研究结果。最后，研究性新药还需要表明疫苗研发将遵循良好的生产规范，这需要完成多个质量控制和质量保障步骤。疫苗研发申请一旦通过，就可以进入临床研究阶段。

研究性新药通常是由疫苗生产商提供的，生产商拥有符合生产规范的基础设施和资源，并为临床研究生产测试疫苗。疫苗生产商，在这个阶段叫作资助商，接下来将会联系研究机构进行临床研究。资助商提供疫苗，而研究机构负责招募患者、收集数据并向资助商报告，资助商继而将数据递交到美国食品药品管理局。这是一个受一系列美国联邦法律严格监管的过程，这些法律旨在保护参与研究和安全保障的个人。

　　临床研究分为三个阶段。第一阶段在小群成年志愿者中评估安全性和免疫原性（激活免疫应答的能力）。在这个阶段，研究者可能会通过多项研究评估不同的疫苗配方，以确定哪种配方能激发最佳的免疫应答且副作用最小。对于为儿童设计的疫苗，第一阶段研究仍旧从成年志愿者开始，然后逐渐覆盖年龄越来越小的人。

　　在第二阶段，候选疫苗的安全性和免疫原性在数百名志愿者组成的小组中得到评估。这些评估也可能从测试疗效开始——统计接种疫苗和未接种疫苗的小组之间发病率或感染情况的差异。评估结果将成为各特定抗原的剂量和免疫规划的参考。

　　基于评估结果，疫苗研发人员将为更大规模的第三阶段研究做准备，这一阶段的研究只关注疗效。因此，这些研究，特别是针对不太常见的感染的研究通常涉及更多的志愿者。安全性和疫苗各批次间的一致性仍旧是需持续关注的方面。

　　第二阶段和第三阶段会对接种疫苗的志愿者与使用安慰

剂的志愿者进行对照研究。第二阶段和第三阶段还会评估同时为志愿者接种候选疫苗与其他疫苗时,疫苗的效果如何及安全性是否会发生变化。如果建议将新疫苗添加到现有的免疫规划中,并与其他疫苗同时接种,那么这项评估尤为重要。

在其他国家和地区有类似的疫苗审批程序吗?

欧盟有三种不同的审批程序。第一种是集中式的,所有临床前、技术和临床信息先由欧洲药品管理局(European Medicines Agency, EMA)审查,然后由人用药品委员会(Committee for Medicinal Products for Human Use)审查。如果在两个机构都通过审查,疫苗通常将由欧盟委员会颁发许可,随后就可在任意欧盟国家使用。欧盟还有一个相互认可的程序,通过这个程序,如果疫苗在一个欧盟国家获得许可,生产商就可以要求其他欧盟国家也为该疫苗颁发许可。

然而,即使一种疫苗已经在美国以外的其他国家获得许可并在这些国家广泛使用,它也必须经美国食品药品管理局审核批准后才能在美国使用。这一要求在 2013 年和 2014 年成为头条新闻,当时在美国两所大学校园暴发了 B 型脑膜炎球菌引发的疫情。人们呼吁接种 B 型脑膜炎球菌疫苗,该疫苗已在包括欧盟成员国在内的国家和地区获得许可并正在使用,但尚未获得美国食品药品管理局的批准。为了使用 B 型脑膜炎球菌疫苗来结束疫情,生产商不得不按要求提交一份特别申请书,以便美国食品药品管理局紧急批准这一已在其他国家常规使用的疫苗在美国投入使用。

在没有高度完善的监管机制的国家,一般认为有生产商所在国的批准就足够了。针对联合国儿童基金会等管理涉及许多国家的大量疫苗的非营利组织,世界卫生组织通过监督一项资格预审程序的实施,审查并确定是否认可它们购买和管理的任何疫苗。

为了解决不同国家标准之间的差异问题,国际协调会议(International Conference on Harmonisation,ICH)于 20 世纪 90 年代发布了《ICH 三方协调指南:良好临床实践指南》(ICH Harmonised Tripartite Guideline:Guideline for Good Clinical Practice,GCP),旨在为包括疫苗在内的研究性新药临床研究的设计、运作、监测和报告建立一个国际标准。疫苗临床研究程序的标准化意在提高临床研究结果的完整性,从而可以将结果应用于不同国家的许可申请。需要指出的是,美国并未正式签署《ICH 三方协调指南：良好临床实践指南》，而是将与之类似的标准作为美国联邦法规（Code of Federal Regulations）的一部分发布。然而，《ICH 三方协调指南：良好临床实践指南》通常是新疫苗研发所遵循的指南，因为它可能是疫苗生产商资助临床研究并计划在全球分发疫苗时要满足的要求。

临床研究的参与者会得到保护吗？

美国食品药品管理局在保护研究参与者方面有严格的标准，在临床研究的结果被接受前，研究必须要符合这些标准。这些标准的基础是适用于任何涉及人的研究的国际标准——在第二次世界大战和纽伦堡审判后首次制定的一套规则，是为了应对战时对集中营囚犯进行的人体虐待实验。《纽伦堡法典》（Nuremberg Code）（1947 年）成为人类研究的伦理原则基础，1964 年颁布的《赫尔辛基宣言》（Declaration of Helsinki）紧随其后。1976 年，这些原则在美国被编纂为正式条例——《贝尔蒙特报告》（Belmont Report）。

《贝尔蒙特报告》明确了三个关键原则：公正、仁慈（或者不伤人）和尊重个人。在实践中，这就意味着研究参与者需知情同意。知情同意的内容必须包括关于研究目的和步骤的充分信息,确认研究参与者了解相关信息并且是自愿的。所有研究方案必须包括对风险和利益的评估,并证明潜在的收益大于任何潜在的风险。没有这些评估,研究就是不合理的。最后一点,研究对象的选择必须公平。为了确保这些原则得到贯彻,大多数进行研究的机构都设有审查委员会,负责审查并批准所有涉及人类研究的协议条款。

疫苗试验一般有多少参与者?

第一阶段试验的平均规模比较小,可能仅有 20~80 名参与者。第二阶段试验则有几百名参与者。第三阶段试验规模更大,有数千到数万名参与者,目的是模拟和测量真实人口水平状态下疫苗的安全性对发病率的影响。第二阶段试验的规模取决于疾病发病率或安全事件的发生频率:对于发病率不高的疾病或发生频率不高的安全事件,就需要大量的样本。例如,在轮状病毒疫苗研发期间,生产商特别感兴趣的是该疫苗是否会增加患肠套叠的风险。肠套叠是肠扭曲的一种,会导致肠道阻塞,在普通人群中,每 10000 名婴儿中就有 1 名出现这种情况。肠套叠已经被确认为一种与早期轮状病毒疫苗相关的罕见的不良反应。这种疫苗于 1998 年获批,但随后不久就被清出市场了。当时,在新近接种轮状病毒疫苗的健康婴儿中发现肠套叠的报道推动开展了更深入的研究,研究发现每注射 10000 剂轮状病毒疫苗,肠套叠病例就会增加 1～2 个。这是一种罕见的不良反应,在包括大约 7000 名婴儿的批准前的临床研究中并未出现这一安全性问题。因此,对于新的轮状病毒疫苗,需要开展更大范围的试验以确保肠套叠病例会被发现。这需要对 60000 名婴儿进行试验,才能模拟与真实人口水平相似的风险。

临床研究完成后还有哪些工作要做?

一旦三个阶段都完成了,研究结果就被提交到相关的管理机构等候批准。为了获得成功,候选疫苗必须呈现出很明确的临床效果和最小的风险。在整个过程的每一步,都要对研究参与者的安全状况进行监控,要求研究参与者(接种疫苗和使用安慰剂的人)必须报告他们在参与疫苗试验期间出现的所有副作用。许可审核还包括对生产过程和标示环节的审核,以确保质量控制的一致性。

一旦疫苗获得许可,它就可以被纳入免疫规划,这也就意味着疫苗可以被推荐给更多人使用。但对疫苗的监控并未结束;这时,疫苗研究进入了"第四阶段",即批准后监控期。监控内容包括群体接种疫苗时是否会出现不良反应,以及疫苗在减少接种个体和群体罹患疾病方面的效果。当一种疫苗可供公众使用时,还可以"在实验室之外"对疫苗的效果进行监测——例如,监测没有按照推荐的免疫接种程序表接种疫苗的个体,或者在无论有没有病史均未能够参加由健康参与者组成的临床研究的接种了疫苗的个体。

疫苗研发人员在研发过程中寻找怎样的证据来证明疫苗有效?

这是疫苗研发中面临的挑战之一。最初,科学家寻找免疫应答或抗体产生的证据。需着重指出的是,在这里,免疫应答和抗体产生是有所不同的:对于一些感染或疾病,抗体水平的高低是等同于保护作用的大小的,而对于其他一些感染或疾病,抗体水平未必对应保护作用,可能涉及免疫应答的其他部分。在后一种情况下,最好能够衡量对临床研究结果的实际影响——例如,一种疾病在接种人群中的发病率。当然,这就需要进行更大规模的试验,以观察足够多的可能患上这种疾病的人。

在批准后监控期,疫苗监控是由疫苗生产商和公共卫生机构共同来执行的。疫苗生产商跟踪第四阶段研究的整个时间段疫苗对发病率的影响,而公共卫生机构在一种疫苗被纳入免疫规划后对疫苗可预防疾病进行流行病学调查。

从第一次探索性研究到新疫苗获得许可,这整个过程要多长时间呢?

疫苗从研发到(不包括)提交批准申请,通常需要花 10～15 年。对于某些疫苗来说,研发过程需要耗费 20 年以上。在这当中,在实验室和动物中开展的探索性与临床前研究会花费3～6 年,临床研究还需要额外几年,以便有足够的时间持续观察研究参与者以确定疫苗的有效性并确保它的安全性。在疫苗的申请文件递交到美国食品药品管理局或者欧洲药品管理局后,审核和后续的批准通常要花费 10～12 个月。

是否有未遵循这些步骤就获批或投入使用的疫苗？

通常，任何药物（包括新疫苗）在进入一个特定市场前都需要获得许可，这一点在美国是肯定的。然而，在某些情况下，这些步骤可以被简化，特别是在迫切需要阻止疫情的时候。2009年 H1N1 流感大流行期间的情况就是如此，等待一年将会导致在预防该疾病和阻止其传播方面出现严重滞后，考虑到公共卫生风险，这样的等待被认为是不可接受的。因此，对于 H1N1 流感或埃博拉出血热等急性疫情，审批机构有其他的途径进行更快的审核。

欧盟有两种可替代途径。第一种被称为"模拟"程序，在这一程序中，流感毒株被确定具有引起大流行的潜在风险，疫苗研究是以先发制人的方式进行的。假如大流行真的发生了，一种更具特异性的或改造过的大流行流感毒株就可以取代模拟疫苗中的毒株，而且疫苗的研发将得益于已经奠定的研究基础。2009 年 H1N1 流感大流行期间，欧盟就将模拟流感疫苗投入了生产。目前有 4 种针对 H5N1 流感毒株的模拟疫苗已获得模拟批准，一旦发生 H5N1 流感大流行，这些疫苗就会投入生产。

欧盟的第二种途径被称为"紧急程序",它允许在大流行开始之后,研发的新疫苗得到快速审批(大约花费 2 个月)。在这些情况下,疫苗生产商依旧必须提交一份完整的申请文件,但可以逐一提交已经准备好的单个文件。假如审核显示收益大于风险,则可给予有条件的批准,一旦收到所有可用数据就给予完全批准。在此期间,这一途径将允许疫苗被用于大流行发生时。2009 年 H1N1 流感大流行中的两种疫苗是通过这种途径获得许可的。

美国也有相应的程序,以便快速批准应对大流行(和季节性)流感的疫苗。在这些情况下,疫苗生产商可以将已有的批准申请(包括生产等方面的规范)用于新的季节性流感疫苗。这使得申请文件可以将重点放在大流行流感和季节性流感疫苗的有效性与安全性上,从而审核得以更快实现。

假如这些途径没有运用到位,将难以确保新疫苗的供应以应对疫情。

谁参与了从概念形成到研发的所有这些步骤？

　　疫苗的概念形成和研发都涉及几个领域的参与者。大学和研究所主要负责为疫苗研发提供信息基础和临床研究。在这里，微生物学、免疫学和病毒学等领域的专家开展研究以确定理想的疫苗候选抗原。这些研究者可以获得美国国立卫生研究院（National Institutes of Health, NIH）或美国疾病预防控制中心（Centers for Disease Control and Prevention, CDC）等联邦机构的资助，以获取疾病的病理生理学、流行病学和免疫学的基础知识。美国国立卫生研究院也有它自己的基础实验室和研究人员，是由美国政府资助的。除此之外，美国国防部和美国国际开发署（United States Agency for International Development）也会资助疫苗研发，尤其是针对参加国际军事行动的人或发展中国家儿童的疫苗的研发。一旦基础研究完成，研究者和医药公司将在临床研究以及疫苗研发的其他相关事宜方面开展合作。虽然免疫学和微生物学的进步已经提高了疫苗生产商制备疫苗的能力，然而生产并不那么容易，正如前面所描述的，疫苗获批的门槛很高，同时生产过程也被严格监管。医药公司需要能够完成以下所有事项,还要符合监管机构的严格标准,才能成功生产疫苗。

①生产疫苗抗原或活性组分;

②稳定抗原特性;

③无害化生产抗原(例如,生产过程没有危害环境或机体的副产物);

④将抗原包装在分发装置中,以便可以给个体接种疫苗;

⑤批量生产疫苗;

⑥全球分发疫苗。

这所需要的所有的研究和努力要远远大于其他医药产品(包括药物)的研发生产,因为后者并不受如此严格的生产规范限制。在过程研发中,疫苗研发也需要大量的社会资源和专业知识,或者根据特定的需求确定生产疫苗所需的所有步骤,通常情况下这在学术研究中心是无法实现的。

美国食品药品管理局之类的监管机构为疫苗的临床研究与生产提供指导和监督,疫苗的研发和生产分别由研究中心和制药公司负责。美国疾病预防控制中心之类的公共卫生机构在疫苗获得许可后开始参与疫苗可预防疾病的流行病学监控,以及根据它们的发现给获得许可的疫苗的使用提出建议。通过资助具体项目或支持合作伙伴参与疫苗研发的非政府组织也越来越多，它们多研发主要影响发展中国家的疾病的疫苗。一个突出的例子就是比尔及梅琳达·盖茨基金会，该基金会为国际艾滋病疫苗行动组织（International AIDS Vaccine Initiative）和疟疾疫苗行动（Malaria Vaccine Initiative）提供资助。所有这些组织之间的关系有时是由帕斯适宜卫生科技组织（Program for Appropriate Technology in Health，PATH）来协调的，这就促进了公司间的伙伴关系，以研发适用于发展中国家的疫苗。疫苗研发领域的许多声音和参与者推进了疫苗研发，确保了疫苗安全性和有效性的标准化，当然，有时也使疫苗研发工作官僚化。

全球有多少疫苗生产商？

包括所有参与疫苗研发和生产的公司在内，全球大约有100家疫苗生产商。其中绝大多数是位于美国、中国、印度、日本、韩国、欧盟和南美的生物技术公司或区域公司，但也有一些公司在非洲、古巴运营。较小的公司可以向较大的公司提供一定的技术,或者参与特定区域内的疫苗研发和分发。此外,由于这些较小的公司不太可能具备扩大规模的能力或缺少大规模生产所需的基础设施,它们可能会将自己的成果授权给较大的公司。

在之前提到的约 100 家生产商中,只有大约 10 家生产商的规模足以参与或独立开展疫苗研发的所有方面的工作,从临床研究到生产、分发和销售。在这些生产商中,大约有一半的生产商积极投资疫苗研发,如默克(Merck)、辉瑞(Pfizer)、赛诺菲(Sanofi)和葛兰素史克(GlaxoSmithKline)等。这几家生产商都拥有庞大的疫苗研发产业,它们共同占据了全球疫苗市场近 90% 的份额。

疫苗生产的实际步骤是怎样的?

步骤 1:抗原产生

这一步因疫苗而异。首先,生产商必须制备病毒或细菌,然后或者将其灭活(如麻疹-流行性腮腺炎-风疹疫苗等减毒活疫苗),或者分离出在疫苗中发挥作用的特定部分或抗原。病毒不能完全依赖自身而存活,它们需要依赖其他细胞才能生长增殖。因此,疫苗生产的重点是制备和培养细胞。例如,在生产流感疫苗的过程中,后续减毒或灭活的流感病毒首先要在鸡胚发育了 11 天的鸡蛋中生长。重组疫苗的生产是需要持续培养细胞的另一种做法。在重组疫苗中,遗传物质被导入不同的细胞中,以制造特定的蛋白质。

无论抗原生产的过程是怎样的,都必须严格控制这个过程,防止污染,以及确保尽可能多地生产抗原。大多数生产商都建有细胞资源库,它们使用并复制这些细胞,以保持一致性。

减毒或者灭活流感病毒要在鸡蛋中生长增殖
Photo by lucas mendes on Unsplash

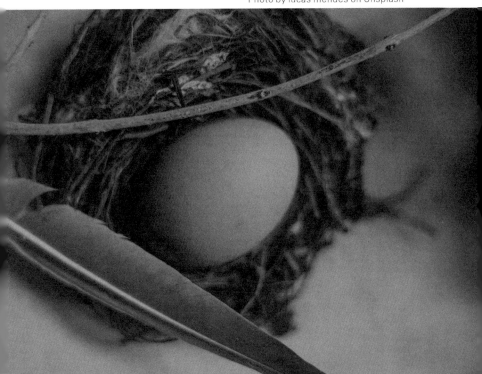

步骤 2:分离、纯化抗原

一旦生产出抗原,就会用第 1 章描述的一些方法对抗原进行纯化,随后加入稳定剂或佐剂,这些稳定剂或佐剂可以延长疫苗的保存期限或增强疫苗引起的免疫应答。所有疫苗组分作为最终配方被放在一个单独的小瓶中。

步骤 3:质量控制

最终的疫苗配方要经过几个质量控制步骤才能确认其无菌性、效价和纯度。假如配方达到了质量控制标准,疫苗就被放到无菌的小瓶中,进行最后的检查和分发。假如配方没有达到质量控制标准,那么整个批次的疫苗就得处理掉。

建立一座疫苗生产工厂并维持其运转需要大量资金,主要是因为疫苗生产的复杂性和严格的管理生产的规章制度。生产疫苗也可能需要多座工厂来满足生产过程的不同要求,在获得许可建立一座完备的疫苗生产工厂之前需要花费几年的准备时间。所以,一家公司可能在早期只拥有小规模生产的设施,然后逐步发展到具备规模化生产能力。

质量控制怎样监管疫苗生产？

质量控制安全标准贯穿于疫苗生产的每个步骤——从生产过程(或批量生产)到完成。"生产过程"指的是抗原生产和纯化;"完成"则是指稳定剂的添加、小瓶灌装和包装。用来制备疫苗的每一种物质都必须严格符合规定,并且均具有疫苗申请文件中所承诺的特性。还需要检验每个批次的疫苗以确定其无菌性,且含有足够的抗原以保证其有效性。在疫苗被投放到市场之前,还需要对其毒力(在动物体内测试)进行评估。假如在这个过程中有任何一点不符合规定,疫苗都不会被发放给公众。疫苗要求和规定也因不同国家而异,因此同一种疫苗可能需要以几种不同的形式包装,以满足各个市场的不同要求和分发需求,这又增加了疫苗生产的复杂性。

谁为疫苗研发买单？

资助来源是各不相同的。在美国,疫苗基础研究通常是由联邦机构(如美国国立卫生研究院)的基金支持的,也就是有国家税收支持的。其他机构，如美国食品药品管理局或国防部也可以提供研究资助或在它们自己的预算中将研究活动囊括进去。基金会也可能为疫苗研发提供资助。最后，私营部门也发挥着一定的作用，一些私人投资者会资助疫苗生产商，特别是资助开展基础研究的小型生产商。对于大型医药生产商（如前面所提到的几大生产商），售卖现有疫苗获得的利润的一部分用于新的投资，如新疫苗的研发，这些投资通常占公司总利润的18%左右。获得许可的疫苗通常是可以创造利润的，因为与药物不同，疫苗被仿制的情况相对较少——主要是因为其他想仿制的生产商很难获得某些疫苗生产所需的特定技术。此外，新出生的婴儿——通常并不会面临疫苗短缺——代表着疫苗市场的可持续性。

然而，这种商业模式在发展中国家并不总是运作得很好。虽然可能存在着需求，但也可能面临需要额外资源实施分发的挑战。除此之外，发展中国家的免疫规划也可能无法持续支付疫苗费用。最后，一些疾病可能仅影响某些区域，因此市场很小。相应地，疫苗生产商在全球分发方面的动力就更小。面对这些挑战，有人试图通过"先进市场委托"等策略来激励疫苗生产商进入发展中国家市场。在这种情况下，来自发达国家的利润承诺被用来敦促疫苗生产商补贴在发展中国家的疫苗分发上。近年来,中等收入国家的新兴生产商提供了额外的援助,它们正在介入疫苗生产运作以使本国以及某些情况下的全球需求得到满足。例如,印度血清研究所(Serum Institute of India)为 140 多个国家生产麻疹、风疹、白喉-破伤风-百日咳(DTP[①])三联疫苗。巴西和中国的疫苗生产商为本国生产大量的疫苗,目前它们也正在为疫苗出口做资格预审安排。

疫苗研发的成本是多少?

随着疫苗技术变得越来越复杂,某种疫苗的预期研发成本已经从 1991 年的 2.31 亿美元增加到了 2003 年的 8.02 亿美元和 2010 年的 10 亿美元。这些预期成本涵盖了获批疫苗的许可后研究和未通过早期试验的失败产品的研发活动。一家疫苗生产商每年要在疫苗研发上投资 1 亿美元,但是每 6～8 年才能研发出一种疫苗。

---

① DTP 即 diphtheria(白喉)、tetanus(破伤风)、pertussis(百日咳)的首字母缩写。——译者注

生产商如何知道要生产多少疫苗？

疫苗生产商根据疫苗目标群体的规模、疫苗使用力度的科学建议以及其他类似疫苗的历史表现来估算需求量。最初的供应可能跟不上需求，或者可能大于需求。当供大于求时，未使用疫苗被浪费的风险就会增加，因为所有疫苗都有一个保质期，过了这个保质期，其功效就得不到保证了。

会发生疫苗供应短缺吗？

疫苗供应短缺经常发生，或者由于低估了需求，或者由于生产的原因。还有，如果在质量控制措施的执行过程中出现任何问题，整批疫苗可能被处理掉而浪费，这对于生产过程更复杂的疫苗来说，会需要较长时间来替换被处理掉的疫苗，从而导致短缺。

疫苗短缺时会发生什么？

免疫规划政策制定者可能会建议卫生保健提供者在疫苗

接种程序(记住,有些疫苗需要多次接种)中减少一剂次,直到疫苗供应恢复。只要疫苗供应可满足需求,就需遵循免疫接种程序表进行接种。也许还可以通过调配的努力优先为感染风险最高或感染率过高的人群接种疫苗。

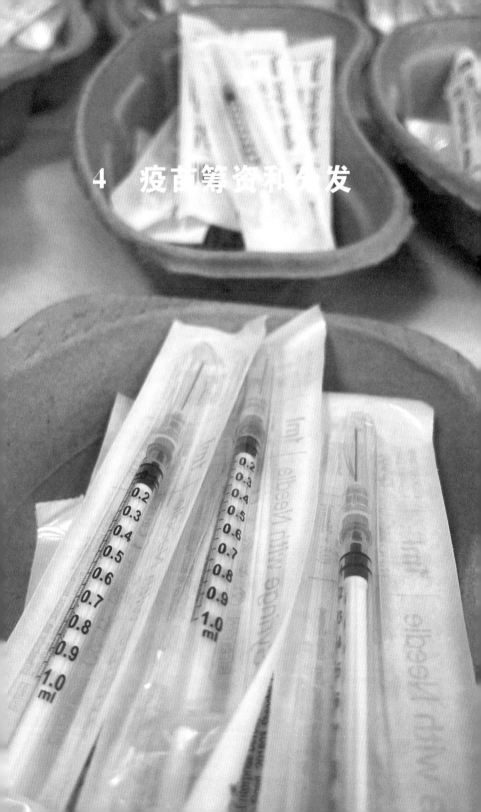

4　疫苗筹资和分发

制备和生产疫苗只是将疫苗纳入公共卫生规划和卫生保健措施的第一步,还必须有人为它买单并安排分发。这些举措和决定因地区与国家的不同而有很大差异。

一旦疫苗获得许可,它们是如何被分发的?

疫苗获得许可并不一定意味着它将自动进入临床应用或分发阶段。首先必须建立一个向生产商购买疫苗和向医疗机构分发疫苗的分发系统。要做到这一点,公共卫生系统必须决定是否应该将这种疫苗加到他们的免疫规划中,即以其涉及的人口为基准确定免疫接种程序表并制定名册。在这个过程中,与介绍疫苗研发的步骤类似,决策者要考虑疫苗可预防疾病造成的负担,以及疫苗成本和维持充足供应的能力。只有执行一定的储存和处理程序才能保证疫苗维持稳定和有效(冷藏或冷链运送,后者在资源有限的条件下可能是很难做到的),国家或地方公共卫生机构决定是否将某种疫苗纳入其免疫规划时必须考虑这一点。

有些国家可能没有预算将每种新研发的疫苗都加进免疫规划。例如,大多数低收入国家一直使用的是全细胞白喉-破伤风-百日咳三联疫苗,这种疫苗于 1948 年首次推出,并在全球范围内使用。20 世纪 90 年代一种新的无细胞百日咳疫苗问世,这种新疫苗具有更好的耐受性,因为它的抗原更少。这也就意味着它不太可能产生前一种全细胞疫苗的一些副作用,比如高热。这种新的无细胞百日咳疫苗目前仅在美国和其他几个国家使用,因为新的疫苗成本更高,所以价格更高——对于许多低收入国家来说难以承受,所以它们继续使用白喉-破伤风-百日咳三联疫苗。麻疹疫苗也是如此,几乎每个国家都有免疫规划,但不是每个国家都使用了符合美国标准的麻疹-流行性腮腺炎-风疹三联疫苗,许多人单独接种麻疹疫苗或麻疹-风疹疫苗,这都是成本差异所导致的。

相反,世界上大多数人接种的疫苗未被纳入美国的免疫规划,其中包括结核病疫苗卡介苗。世界范围内的婴儿多会接种卡介苗以预防严重的结核病感染或广泛分布的地方性(世界上大部分地方)结核病流行。结核病确实在美国出现过,但是并没有流行,因此美国也就没有将结核病疫苗列入常规免疫接种程序表中。

是否还有其他的并不是在所有地方都使用的疫苗?

根据资源能力和流行疾病的不同,免疫规划在各个国家都有差异。各国的免疫规划通常包括抗麻疹、白喉、破伤风、百日咳和脊髓灰质炎的疫苗,大多数还包括乙型肝炎、b 型流感嗜血杆菌和结核病疫苗。针对肺炎球菌和轮状病毒这两种在全球范围内导致儿童患病和死亡的常见病原体的新型疫苗现已问世,并已被纳入许多国家的免疫规划中。然而,由于其高昂的成本,将这些疫苗纳入低收入和中等收入国家的免疫规划的过程是缓慢的。

另一方面,有些疫苗只针对某个区域,而在其他地方则未被纳入免疫规划中。预防黄热病或乙型脑炎等疾病的疫苗就属于这类疫苗,在相应疾病常见的国家,它们是免疫规划的一部分。在美国,标准的脑膜炎球菌疫苗预防 4 种不同类型的脑膜炎球菌引发的疾病,其他国家如许多欧盟国家,使用的仅是针对 1~2 种类型的脑膜炎球菌的疫苗。这些不同的做法反映了各地区和国家在发病率与毒株分布方面的差异。

免疫规划的实际成本是多少？

疫苗的价格差别很大，也反映了疫苗研发、生产和分发的成本。一些疫苗相比其他疫苗更容易制备，因此，疫苗越复杂，则价格越高。终端用户成本能从一剂疫苗不到 1 美元（如麻疹-流行性腮腺炎-风疹三联疫苗）到一剂就要 160 美元（如针对人乳头状瘤病毒的疫苗）。成本也可能取决于需求方，如疫苗生产商可能会考虑疫苗对特定社会或国家的价值以及它们购买疫苗的能力，然后相应地降低价格。

除了疫苗的实际成本外，与疫苗管理相关的成本增加了疫苗项目的总体成本，一般来说，包括疫苗储存（如冷藏）或医疗记录和报告等行政活动产生的成本。免疫接种登记系统是常见的医疗记录系统，它们可以不断地维护和传递免疫记录。随着科技的发展，免疫接种登记可以通过电子医疗记录来实现了。在美国，规范电子医疗记录是《平价医疗法》(Affordable Care Act) 的主要组成部分，该法案就要求医疗机构向免疫接种登记处报告免疫接种记录。虽然报告免疫接种率对公共卫生有利，但是建立这些电子系统也需要大量资源。所有这些因素都会导致疫苗成本不断增加，有时也会给发达国家和发展中国家的疫苗管理造成财政障碍，甚至对建议常规接种疫苗的群体也会产生影响。

疫苗市场有多大规模？

市场规模是另一个很大程度上依赖于整个公共卫生领域的免疫规划的因素。一种疫苗通过所有步骤获得许可并获得美国食品药品管理局的使用批准，但是如果没有获得官方的推荐，它很可能不会被保险覆盖，也不太可能得到生产商的推广，这种疫苗也就不太可能被使用，这就意味着它没有市场。

免疫规划推荐接种的疫苗对生产商来说是可观利润的来源（尽管如其他地方详细介绍的那样，启动成本也很高）。据估计，疫苗生产商在全球市场的利润约为 250 亿美元，其中 85％ 流向了排名前五的西方生产商。尽管这些生产商在全球疫苗利润中所占份额很大，但它们的市场份额相对较小，仅供应全球疫苗剂量的 52％。

谁来决定应该分发哪种疫苗?

如前所述,疫苗的分发和筹资因国家而异,主要由国家疫苗政策所决定。在美国,没有任何一个群体能够左右疫苗研发和分发的决策。在疫苗发展历史的早期,新疫苗是由来自大学或基金会的科学家个人或科学家团队研发的,然后医药公司生产并分发新疫苗。在早些时候,疫苗不是国家公共卫生政策的一部分:它们是可以获得的,但不能保证一定能够获得。相反,它们是用于应对特殊情况或群体的,例如用于疾病暴发或居住在疫区附近的新兵。

在美国,直到联邦政策增加了疫苗采购和研发资金并强化了学校的入学免疫接种要求,疫苗才得以推广。1961 年,美国总统约翰·F. 肯尼迪(John F. Kennedy)签署了《疫苗拨款法案》(Vaccine Appropriations Act),美国因此建立了第一个国家层面的免疫规划框架。该法案规定联邦政府为各州购买麻疹疫苗和脊髓灰质炎疫苗提供补贴,扩大接种渠道,并将免疫接种确立为一项权利,而不是一种特殊工具。但是,获得疫苗的机会仍然不均衡,低收入阶层的儿童和其他收入阶层的儿童之间存在着巨大的社会经济差距。

　　为了进一步推动疫苗研发,美国国立卫生研究院于 1965 年设立了疫苗研发委员会(Vaccine Development Board),为疫苗研发提供基金。与此同时,美国总统林登·B. 约翰逊(Lyndon B. Johnson)批准拨款为免疫接种提供联邦基金,作为提高美国国民预期寿命的初步举措的一部分。虽然国家免疫规划扩大了,但几乎没有延续性,用于研发的资助承诺随着行政当局的轮替而改变,就像现在的情况一样。各州的免疫接种法律在要求或执行方面也几乎没有一致性,导致各社区的免疫接种率差异很大,并且持续发生疫情。1977 年,在卡特(Carter)政府的领导下,美国的国家免疫规划得到了重大推动,增加了疫苗基金的财政投入,并开展了鼓励各州加强入学免疫接种要求的运动。这些措施的出台恰逢(或者加剧了)公众对疫苗需求的激增。到 1979 年底,在校儿童的免疫接种率上升了 90%,同时,由于免疫接种是美国卫生保健系统的一个既定组成部分,持续的疫苗研发和分发有了稳定的市场。20世纪 80 年代,美国国家疫苗咨询委员会(National Vaccine Advisory Committee,NVAC)成立了,这是一个为国家免疫规划设定优先事项的顾问团队。

美国国家疫苗咨询委员会是什么机构？

美国国家疫苗咨询委员会是一个联邦政府咨询机构,负责评估美国的疫苗政策,并为加强美国的免疫规划提出建议。该委员会的办公场所设置在美国卫生与公众服务部的国家疫苗规划办公室(National Vaccine Program Office),负责的事务涉及四大领域:①确保疫苗安全有效并供应充足;②确定支持疫苗安全性和有效性的研究重点;③就国家疫苗计划(National Vaccine Plan)的实施向美国卫生与公众服务部助理部长提出建议;④寻求政府和非政府组织合作的机会。

该委员会由 17 名拥有投票权的委员组成(14 名公众成员,包括卫生保健提供者、公共卫生从业者和免疫接种相关组织的成员;2 名从事疫苗研究或生产的人员;1 名主席)。该委员会可能还包括来自不同联邦机构的当然成员和联络成员,同时,还可能会衍生出专门的工作组来解决特定的问题(例如,孕妇免疫接种和疫苗犹豫)。这些工作组由包括委员会成员和在某个特定主题上有专长的外部人员组成。

美国国家疫苗咨询委员会如何影响疫苗政策？

美国国家疫苗咨询委员会的建议可以影响政策的变化。1991 年,该委员会针对麻疹流行状况发布了一份报告,指出在确保麻疹疫苗高接种率方面存在重大障碍,包括成本和衡量免疫接种率决定因素的充分研究。这份报告推动了儿童疫苗(Vaccines for Children)计划的启动,该计划目前向投保公共保险的、未投保的和投保不足的 18 岁以下青少年和儿童免费提供疫苗,并且每年进行全国免疫接种调查(National Immunization Survey)以监测免疫接种率。该计划是目前美国免疫接种系统的关键部分。近期,美国国家疫苗咨询委员会已经发布了关于免疫接种登记的报告,以及关于保障孕妇免疫接种和建立疫苗信心的建议。美国国家疫苗咨询委员会也曾委托独立的公共政策研究机构——医学研究所(Institute of Medicine)[现为美国国家医学院(National Academy of Medicine)]开发决策支持工具,以指导疫苗研发的优先次序。这种被称为"智能疫苗"的工具可以应用于任何环境,并使用了与第 3 章所述相同的大部分指标:人口特征、疾病负担、疫苗特征,以及与收益和成本相关的信息。

什么是美国国家疫苗计划?

美国国家疫苗计划是由美国国家疫苗规划办公室于 2010
年制订的一项计划,目的是提供一种方法,制定一项涉及多方
面的战略,以支持美国的和国际的免疫规划。该计划侧重于以
下五大主要领域:开发更好的新疫苗、加强疫苗宣传、完善疫苗
安全基础设施、确保推荐疫苗的供应以及提高其他国家的免疫
规划能力。最后一个领域是全球化的产物,全球化使得疫苗可
预防疾病很容易通过旅行或移民而被输入美国。因此,世界范
围内的免疫接种率会影响到美国人在旅行中接触病原体的概
率,以及回国的美国人或非美国游客在进入美国时可能带来病
原体的概率。

与美国国家疫苗计划类似,国际社会有一个"全球疫苗行
动计划"(Global Vaccine Action Plan),作为"疫苗十年"
(Decade of Vaccines)的一部分,该计划草案于 2012 年获得了
世界卫生大会的批准。

什么是"疫苗十年"和"全球疫苗行动计划"？

"疫苗十年"是于 2010 年由一些非政府组织（包括比尔及梅琳达·盖茨基金会、联合国儿童基金会以及世界卫生组织）和美国国立卫生研究院，以及各国国家免疫规划、普通公众和疫苗生产商发起的，以促进全球疫苗公平，并降低疫苗可预防疾病的发病率。合作的核心是全球疫苗行动计划，该计划制定了到 2020 年要实现的目标，包括：在至少 80 个低收入和中等收入国家引进新的或接种率低的疫苗；扩大免疫接种服务范围以使各国免疫接种率达到至少 90％；在全球范围内根除脊髓灰质炎；显著降低儿童病死率。

为了实现这些目标，合作行动采取了六项策略：

①鼓励所有国家将免疫接种和基于事实的决策作为优先选项；

②让社区成员了解疫苗的价值，鼓励他们将免疫接种作为自己的权利和责任；

③促进免疫福利的公平性；

④将免疫接种体系提升为一个强有力保健系统的不可或

缺的组成部分；

⑤促进政府在疫苗资金、供应和新技术上不断投入；

⑥支持将免疫收益最大化的研究。

这些策略的制定，在很大程度上是通过世界卫生组织提供的基础设施和资源，以及协助支持疫苗筹资和提供服务的合作伙伴提供的补充支持来实现的。比如，比尔及梅琳达·盖茨基金会在 2010 年"疫苗十年"启动时承诺向其中投入 100 亿美元。

一旦疫苗被纳入免疫规划中，需要者如何得到疫苗？

在美国，疫苗通常是在诊所里分发接种的，在那里，个人可以预约接种。免疫接种是更大规模的卫生保健的一部分。个人在享受传统卫生保健服务时，可能会接受身体检查、身高和体重监测，以及一系列健康问询。而个人在诊所接种疫苗时，可能不会接受儿科医生、内科医生或其他卫生保健人员的诊疗。特定的免疫接种日是由卫生保健机构规定的，个人在这样的日子来到诊所仅仅是为自己或家人接种疫苗。

当一个社区的居民获得卫生保健服务的机会有限时，也可以在其他社区的诊所接种疫苗。在某些情况下,特别是对于旨在让社区的每个人都接种疫苗的免疫行动来说,可以挨家挨户地进行疫苗分发接种。对不太可能接触常规卫生保健的群体也可采用替代策略,例如,青少年和成人不太可能去诊所接受常规的卫生保健服务,发达国家和发展中国家都存在这样的情况,因此免疫规划可考虑在学校或药店等其他地点提供免疫接种服务。

免疫接种是卫生保健的一部分
Photo by Ibrahim Boran on Unsplash

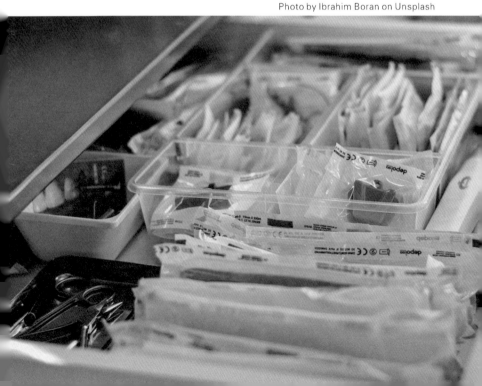

在诊所或社区提供免疫接种服务需要满足什么条件？

　　在任何环境中接种疫苗都有一些重要的条件。疫苗对温度高度敏感,所以储存是自疫苗出库的那一刻起就需要考虑的一个关键因素。因为疫苗需要被冷藏或冷冻,所以运输和储存都需要"冷链"系统,在给药前将疫苗储存在一定的低温环境中。疫苗储存和运输中的冷藏柜和冷冻柜都必须密切监控,以确保其中的温度维持在一个特定范围内。假如疫苗储存不当,则可能失效,就不能很好地发挥作用了。

　　毫无疑问,在温暖的气候下维持冷链运作尤其具有挑战性,特别是在资源有限的环境中,在这种情况下,电力供应可能并不是那么稳定,运输方式也比较有限。因此,维持冷链运作,特别是制定更容易维持冷链运作的新战略,是低收入和中等收入国家免疫规划管理的一个重要组成部分,也是包括美国在内的发达国家免疫规划管理的重要组成部分。

　　当然,疫苗管理也需要受过疫苗接种培训的人员。大多数疫苗被注射到肌肉或皮下组织中,接种技术对于确保疫苗被正确注射和防止注射引起的伤害是很重要的。在大多数情况下,为个人注射疫苗的人有护理工作背景,在包括美国在内的一些国家,药剂师也可以为个人注射疫苗。

卫生保健机构如何购买疫苗?

疫苗如何到达接种点取决于疫苗购买资金来自公共卫生体系还是个人。简单来说,当疫苗购买资金来自公共卫生体系时,它们是由政府或卫生部门购买的,接着再被分发到卫生保健机构。当疫苗购买资金来自个人时,卫生保健机构购买疫苗,然后向要求接种的个人(更可能通过个人保险)收取接种费用。

在美国和其他许多国家,根据保险覆盖疫苗的范围,有一个公共和个人混合的体系。一般来说,无论是公共的还是个人的保险,都覆盖推荐的常规疫苗。常规疫苗指的是在一个特定群体(例如,某个年龄组)里的每个人都应该接种的特定疫苗。对于投保的个人,免疫接种服务提供者将直接从生产商或者配送中心那里购买疫苗,然后将疫苗费用和管理费用记到接种者的保险项目账单上。然而,保险范围可能会有所不同,一些个人保险项目覆盖大部分但并非全部推荐接种的疫苗,或者可能覆盖疫苗成本但并不承担管理费用。另一些个人保险项目则只覆盖了一部分疫苗。假如儿童个人保险项目不覆盖某一种或多种疫苗的购买或管理费用,则投保该项目的儿童会被认为投保不足,那么可寻求公共资源如美国联邦儿童疫苗计划的帮助来获得疫苗。

疫苗购买资金来自公共卫生体系或个人
Photo by Mufid Majnun on Unsplash

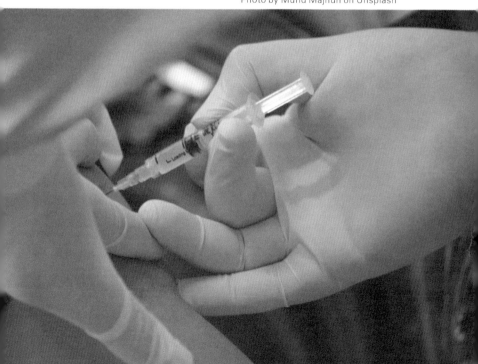

如何通过公共保险购买疫苗？

在美国的公共卫生体系（如联邦政府资助项目）中，购买疫苗的主要机制有三种：儿童疫苗计划、《公共卫生服务法》第317条免疫计划（联邦政府向各州拨款以用于购买疫苗）、各州的自由支配基金。在20世纪70年代和80年代，随着美国免疫规划的发展，投保的和未投保的儿童之间出现了很大的差异，后者很可能无法接种疫苗，除非他们的父母自掏腰包。为了缩小这个差距，美国卫生与公众服务部于1994年开始实施儿童疫苗计划，以确保未投保的、投保公共保险的（有资格享受医疗补助的）、拥有美国印第安人或阿拉斯加原住民血统的、在具有联邦资质的医疗中心接受治疗但投保不足的18岁及以下儿童能接种疫苗。该计划从疫苗生产商那里购买疫苗，然后将疫苗通过卫生保健机构分发给为符合儿童疫苗计划条件的儿童提供保健服务的人员手中。这种疫苗是免费提供给保健服务人员和儿童的。然而，儿童疫苗计划并未覆盖与接种疫苗相关的所有费用（如疫苗管理和储存费用）。疫苗本身是免费的，如果一个家庭无法支付疫苗接种费用，保健服务人员可以只向他们收取管理费用,却不能拒绝为他们接种疫苗。投保不足的儿童如果在某些地点,例如联邦政府认可的卫生中心或农村卫生中心接种疫苗时,也可以接种儿童疫苗计划提供的疫苗。

年龄超过 18 岁的个人或没有资格参加儿童疫苗计划但其保险又未覆盖某些疫苗的儿童,或许可根据《公共卫生服务法》第 317 条免疫计划获得资助。然而,与儿童疫苗计划不同的是,接受该计划资助不是一项权利——也就是说,该计划不能保证为所有符合该计划条件的个人提供购买疫苗的资金。第 317 条免疫计划的拨款由各州自由支配,其预算每年都在波动,因此各州可能没有足够的资金每年为可能符合该计划条件的每个人购买疫苗。因此,各州该资金的覆盖范围差别很大。为补充第 317 条,各州可酌情动用基金为不符合儿童疫苗计划条件的儿童购买疫苗。近年来,各州一直难以维持足够的资金以应对因不断扩大的免疫规划而持续上升的免疫成本。

未投保的人或没有资格参与公共资助计划的人如何获得疫苗?

有接种需求的人未投保或者没有资格参与提供免费疫苗

的公共资助计划,就是说个人不得不自己为疫苗买单,这对于保险没有覆盖的疫苗来说,也是可能存在的一种状况。通常来说,保险覆盖的疫苗包括那些推荐儿童或成人接种的常规疫苗。不同的医疗保险福利差异很大,但是绝大多数确实覆盖了常规的卫生保健干预措施和服务。2010 年通过的《平价医疗法》要求每个健康保险计划必须提供 10 项基本福利,包括预防服务(如免疫接种)。然而,对于仅在特殊情况下才需接种的疫苗,例如去旅游时所需接种的疫苗,通常不在保险覆盖范围内。在这些情况下,疫苗费用必须在接种时由个人来支付。

在美国,谁购买了大多数疫苗?

在美国,公共部门为儿童购买了超过一半的疫苗,但是大多数疫苗仍旧是由私人医生诊所提供的。这是因为大多数私人医生诊所可以同时提供公共部门和私营保险公司购买的疫苗——疫苗提供者提供的疫苗的来源取决于疫苗需求者的保险范围和儿童疫苗计划资格。因此,假如提供者在为一个具有儿童疫苗计划资格且购买了公共保险的需求者接种,提供者就

仅能使用儿童疫苗计划覆盖的疫苗。假如提供者在为不具备
儿童疫苗计划资格的需求者接种，则只能使用私营保险公司购
买的疫苗。在极少数情况下，提供者可以向符合儿童疫苗计划
条件的需求者出借私人库存疫苗，但需要更换疫苗剂型。一般
来说，公共部门和私营保险公司覆盖的疫苗是类似的，尤其是
对于推荐给儿童接种的常规疫苗。然而，儿童疫苗计划覆盖的
疫苗的特定品牌与私营保险公司覆盖的可能存在一些差异。

谁设定了美国以外的国家疫苗分发的优先权？

在大多数情况下，每个国家都有自己的免疫规划，该规划
根据国内疾病负担以及购买和分发的开销来制定疫苗政策。
对于低收入和中等收入国家，疫苗政策主要是由世界卫生组织
来确定的，它为疫苗研发、监管审查、疫苗分发、免疫建议和疾
病监控等提供指导和基础设施。扩大免疫规划是世界卫生组
织开展免疫行动的基石。

什么是扩大免疫规划？

　　扩大免疫规划于 1974 年启动，旨在支持全世界各个国家的国家免疫规划的发展。扩大免疫规划是在全球消灭天花的势头基础上发展起来的，天花的消灭得益于全球支持天花疫苗供应的基础设施建设。

　　扩大免疫规划向各国政府提出建议，说明哪些疫苗将对减少儿童疾病和死亡产生最大影响。该规划启动时，建议接种预防白喉、破伤风、百日咳、麻疹和脊髓灰质炎的疫苗；随后，该规划又建议接种针对乙型肝炎、b 型流感嗜血杆菌和某些国家的黄热病的疫苗。该规划继续纳入新疫苗以指导各个国家的免疫规划，更重要的是，该规划还提供资源以促使各个国家的规划采纳其建议。扩大免疫规划的目标是让世界各国的儿童普遍获得免疫，鉴于各国资源的巨大差异，这必然是一项艰巨的任务。

世界卫生组织是如何支持其他国家的?

世界卫生组织拥有大量资源来加强扩大免疫规划的实施并支持各个国家的免疫规划。其中的一种机制就是通过专职的国家免疫技术咨询小组(National Immunization Technical Advisory Groups)为决策者和免疫规划管理者提供建议。大多数发达国家和一些发展中国家都有一个这样的小组,这些小组可以共享来自世界卫生组织的扩大免疫规划等项目的资源。这些资源可能包括关于新疫苗的指导、免疫接种筹资途径等全部内容。世界卫生组织实施了一项叫作疫苗产品、价格和采购(Vaccine Product, Price, and Procurement)的计划,以在可持续关注的领域为疫苗提供准确可靠的产品和价格信息。世界卫生组织还与其他组织建立起伙伴关系,对这些信息进行补充,在疫苗的供应和筹资方面提供帮助与支持。

综合性刊物《全球常规疫苗策略及其实施》(Global Routine Immunization Strategies and Practice)对世界卫生组织的实施策略有详尽概述,其可作为实施免疫规划的指导手册。该刊物的建议主要集中在基础设施建设和治理方面,如建议设立一个国家团队,针对疫苗接种不足和未接种疫苗的人群,制订条理清楚的计划,确保充足的资金,对疫苗接种人员进行培训,更新疫苗供应链和信息系统,扩大常规免疫接种程序表,并分担提供免疫接种服务的责任。世界卫生组织可以提供这方面的指导,但并不总是独自负担与疫苗策略实施相关的财政需求。

在美国以外的国家,包括中低收入国家,疫苗采购资金来自哪里?

对于疫苗采购,有的国家与美国类似,也有公共和个人保险两种体系;但在另外一些国家,几乎所有的疫苗都是通过公共卫生体系来分发的,这也就意味着疫苗是用政府资金来购买的。如果由政府批量购买,那么政府通常能够通过谈判以更低的价格购买疫苗,接着将疫苗分发到诊所进行管理。在这种情况下,免疫规划在很大程度上取决于政府资金的可用性和优先开展免疫规划的政治意愿。由于疫苗采购支出可能影响对其他公共卫生活动资源的保障,一些国家会考虑成本效益,并系统地权衡购买某种疫苗的成本与潜在利益。

如何使中低收入国家更容易获得疫苗？

中低收入国家由于预算和基础设施的限制，可能要放弃采购某些疫苗，即使这些疫苗有很大的作用也不得不如此。如针对肺炎球菌、轮状病毒和人乳头状瘤病毒的疫苗就有过这样的例子，这些疫苗更先进，但也更昂贵，因此在资源紧缺的国家并不是很普及。国家也可以通过不同的机制努力以更低的价格购买疫苗。一个尤为成功和具有影响力的项目就是"全球疫苗免疫联盟"（Global Alliance for Vaccines and Immunization, GAVI），它通过公私伙伴关系为中低收入国家提供疫苗采购资金，可以说是免疫资助的全球领导者。

全球疫苗免疫联盟于 2000 年在瑞典成立，旨在提高免疫接种的可及性，并为中低收入国家提供资金购买世界卫生组织的扩大免疫规划分发的 6 种核心疫苗之外的疫苗，增强其持续投资免疫规划的能力，并更加深入地渗透到资源有限的地区。符合某些标准（例如人均年收入低于 1580 美元）的国家可以申请全球疫苗免疫联盟的资助，该联盟将在一定时期内为其提供资金购买疫苗。加入联盟的国家必须承诺为疫苗筹资提供一定资金,其更远大的目标是促进基础设施的发展,并建立一种机制,增加筹资额,向实现完全自筹资金的方向发展。

全球疫苗免疫联盟从比尔及梅琳达·盖茨基金会提供7.5亿美元的承诺起步,从那时起,它已经从发达国家和基金会获得资金,通过谈判降低跨地区采购疫苗的价格,在让疫苗更便宜、更容易获得的同时,也帮助疫苗生产商在新兴市场找到立足点,并与服务机构取得联系以助力疫苗分发。从全球疫苗免疫联盟获得支持的国家能够率先将资金用到它们的免疫规划中,这些国家可以申请额外资助,将全球疫苗免疫联盟支持的10种疫苗中的任何一种纳入国家免疫规划(或者开展免疫行动以提高免疫接种率)。全球疫苗免疫联盟支持的疫苗包括那些与世界上大多数儿童疾病和死亡有关的疫苗。

在2015年,有73个国家接受了全球疫苗免疫联盟的资助,有4个国家有能力从寻求支持过渡到独立筹资实施自己的免疫规划。这产生了什么样的影响呢?在2010年到2015年,另有2.7亿名儿童接种了全球疫苗免疫联盟资助的疫苗,帮助了约400万名儿童预防疾病并避免死亡。

还有其他的项目也支持在资源有限的情况下分发疫苗,例如疫苗采购周转基金(Revolving Fund for Vaccine Procurement)就是泛美卫生组织(Pan American Heath Organization)为帮助拉丁美洲国家采购疫苗和维持冷链供应而设立的。该项目还利用批量采购来提供稳定的疫苗供应。帕斯适宜卫生科技组织则是另一个全球非营利组织,它支持针对疟疾等疾病的疫苗研发,以及使安全储存和运送疫苗变得更容易的新疫苗技术的研发。

5 疫苗安全性

"疫苗是安全的吗?"这种怀疑已经成为当代文化中最具争议和政治色彩的问题之一,在很大程度上是由大量的线上争论、对等影响、质量和准确性不等的资源信息推动的。除了可能产生的副作用外,家长们也对免疫接种程序表提出了质疑,一些家长现在往往选择在与儿科医生推荐的程序表有偏差的时间给孩子接种疫苗。

疫苗具有良好的安全性,在美国受到一套严格的联邦法规的监管,但没有一种药物或干预措施是100％零风险的。本章回顾了接种疫苗后可能出现的反应,以及其他安全问题,但并没有证据支持这些安全问题与疫苗接种之间的关联。最后,本章介绍了美国的疫苗安全项目来强调安全性是通过许多机制监控的。

什么是疫苗不良反应?

疫苗不良反应指的是接种疫苗后出现的任何症状。当症状或健康问题可以追溯到疫苗接种时,那么这种症状就是疫苗的副作用。其中的一个例子就是发热,因为疫苗以促进机体产生抗体的方式来诱导免疫应答,所以免疫应答会导致体温升

高。这种发热被认为是疫苗副作用的一种,因为它让人感到不
舒服,也可能引起焦虑:个体如果没有接种疫苗,也许就不会
发热。

然而,不是所有在接种疫苗后出现的新症状都是免疫接种
导致的。人们很容易将接种疫苗后不久发生的所有事情归因
于接种疫苗,但是时间上的巧合并不总是意味着因果关系。

如何确定不良反应是否真的是由疫苗引起的?

监测疫苗接种者的不良反应是疫苗研发的一个重要部分。
甚至在疫苗首次用于人体试验之前,就需要考虑潜在的不良反
应。当人体试验开始时,科学家不仅要检测疫苗效果如何,还
需要测定人体对疫苗的耐受性如何。这是通过比较接种疫苗
者(实验组)和未接种疫苗者(安慰剂组或对照组)发生的不良
反应的数量来衡量的。在这些研究中,两个组的参与者都被要
求在接种疫苗或者注射安慰剂后的一个特定时间段报告他们
身体出现的任何不适与症状。假如在实验组和安慰剂组中某
种症状的报告频率没有显著差异,那么这就意味着没有迹象表
明该症状是由疫苗接种引起的。假如实验组中某种症状的报

告频率明显高于安慰剂组的,那么就说明该症状可能与疫苗接种有关。这些发现在疫苗获得许可之前都会被放到提交给美国食品药品管理局的审核报告里,所有报告的不良反应——甚至不一定与疫苗接种相关的那些不良反应——都被列在美国食品药品管理局批准的疫苗和药物的包装说明书里。

在试图确定疫苗和不良反应之间可能存在的因果关系时,一些附加的标准被用来确定不良反应是否真的和疫苗相关。其中一个标准就是不良反应是否与疫苗有生物学上的关联。

疫苗接种与不良反应的关联需谨慎确定
Photo by Diana Polekhina on Unsplash

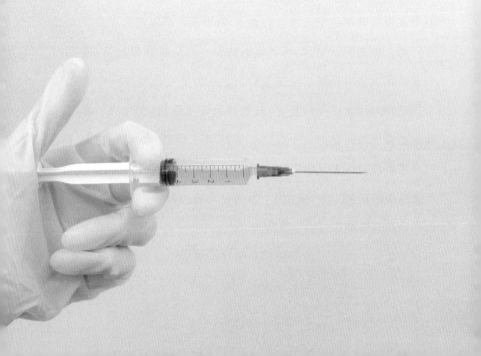

换句话说就是,必须有一种方法来解释接种有问题的疫苗是如何导致所报告的症状的。

疫苗获得许可后如何监测其安全性?

在疫苗获得许可后,对疫苗安全性的监测不会停止。美国于 2007 年颁布的《食品药品管理法》(Food and Drug Administration Act)要求美国食品药品管理局制订一项对所有疫苗进行持续监测的安全监测计划,已提交疫苗许可申请的疫苗生产商也必须制订一项计划来开展持续的安全监测研究。这些持续进行的监测活动很重要,因为某些情况可能很罕见,在获得许可前的研究过程中无法监测到这些情况。

在美国,有多个系统发挥着疫苗安全性监测作用。其中一个就是"疫苗不良反应报告系统"(Vaccine Adverse Events Reporting System,VAERS),它是由美国疾病预防控制中心和食品药品管理局于 1986 年联合建立的,作为国家疫苗伤害补偿计划(National Vaccine Injury Compensation Program)的一部分,对疫苗安全性进行监测。在接种疫苗后一定时间内,任何时候出现新的症状,都可以报告给该系统。该系统由美国疾病预防控制中心和食品药品管理局的医务人员定期监测。当医务人员注意到一个信号，或在大众接种某种疫苗后出现某种症状的多个报告时，就会展开调查，以确定接种某种疫苗与出现某种新症状之间是否存在因果关系。换句话说就是，医务人员将接种疫苗的人群与未接种疫苗的人群进行比较，调查接种疫苗的人群是否更易出现这种症状。

需要着重指出的是，疫苗不良反应报告系统是一个被动监测系统，也就是说它只收集那些出现过自身认为可能与疫苗接种有关的症状的人所报告的反应。这就意味着这个系统可能不能获取所有潜在的不良反应信息，并且与疫苗接种不相关的不良反应的信息也可能被收集进来。除此之外，它只统计刚刚接种过疫苗的人出现的不良反应，但缺少一组未接种疫苗的人的比较（对照），以衡量如果不接种疫苗，该不良反应是否不可能出现。由于这些原因，疫苗不良反应报告系统作为一个独立的系统，不适合独立地确认不良反应是否与疫苗接种有关，它只是一个筛选工具。

谁可以向疫苗不良反应报告系统报告？

不良反应由卫生保健提供者、疫苗接种者(或其监护人)或疫苗生产商来报告。疫苗不良反应报告系统是美国的国家疫苗伤害补偿计划的一部分,卫生保健提供者和疫苗生产商依据一项报告,被授权要求报告:①疫苗生产商列出的所有不良反应,它们被作为接受额外疫苗剂量的禁忌证;②在疫苗不良反应报告系统表中列出的,接种疫苗后一定时间内出现的任何不良反应。疫苗不良反应报告系统表包括了特定不良反应,这些不良反应与疫苗安全性研究中已获得许可的疫苗相关。例如过敏反应或严重过敏反应,如果有人对某种疫苗成分过敏,就会出现这种反应。但是这项要求并不妨碍对表中未包含的其他症状的报告。

报告可以通过在线、传真或邮件等方式提交,其中使用的表单要求报告者提供有关反应的几条信息,但表单中的条目并不需要全部完成,在提交报告时也没有一种方法来核实信息。该表单在2014年进行了更新以提高其使用便利性,并包括了更多的关于健康状况和疫苗接种者特征的信息以帮助医务人员进行初步评估。

疫苗不良反应报告系统的报告提交频率如何?

　　每年大约有 30000 份报告被提交到疫苗不良反应报告系统,其中绝大多数(87%～90%)是轻度的、可自愈的不良反应,如发热、疫苗接种注射部位周围肿胀和疼痛。这个比例的支撑数据是,在美国,每年给儿童接种的疫苗超过 1000 万剂,分发给所有年龄组的流感疫苗有 1.45 亿剂。

当疫苗不良反应报告系统发现异常时会发生什么?

　　出现多个相似症状的报告或严重不良反应报告,将促使医务人员做更仔细的调查。对于某些情况,医务人员可以联系卫生保健提供者和疫苗接种者以获得关于症状、时间和病史的更多信息;随着时间的推移,可能还需要进行额外的随访以监测疫苗接种者的恢复状况。如果有人担心这些报告可能预示着新的或正在形成的疫苗相关不良反应集群,这可能促使疫苗安全系统的另一个主要分支——主动监测系统进行进一步调查。例如,1998 年的与第一种轮状病毒疫苗相关的肠套叠风险就是通过报告给疫苗不良反应报告系统而首次被发现的。当调查人员注意到在婴儿中报告的病例有所增加，尤其是那些本来不太可能出现肠套叠症状的婴儿有所增加时，美国疾病预防控制中心就建议暂停使用这种疫苗。随后展开的两项大型研究都应用了主动监测系统来评估疫苗是否与某些肠套叠病例相关。

什么是主动监测系统？

主动监测指的是医学调查人员对人群中某一特定情况和结果的主动监控（而不是像前面讨论的那样被动地收集情况和结果的报告）。对于有关疫苗不良反应的研究来说，主动监测是更稳妥的方法，因为它可以收集到所有的不良反应信息，如一个特定群体中的发热事件。调查人员接着可以比较某一特定时间段，在接种人群和未接种人群之间症状出现的频率如何。这就使所谓的"信号确定"成为可能。

美国有三种主动监测系统，可以帮助调查人员开展评估疫苗安全性的研究。第一种叫作疫苗安全数据链（Vaccine Safety Datalink，VSD），它是美国疾病预防控制中心与几个州的 9 家管理式医疗机构(如凯撒医疗集团)之间的一个协作项目。该系统每年收集 1000 多万儿童和成人的就诊信息,从每周的电子医疗记录中抓取数据,以监测近期接种疫苗的个人出现的不良反应。该系统还设有一个内置的对照组,让调查人员可以将刚刚接种了某种疫苗的儿童与同一天就诊但未接种疫苗的儿童进行比较。

第二种主动监测系统是临床免疫安全性项目(Clinical Immunization Safety Assessment, CISA)系统,它是通过美国疾病预防控制中心聚集的 7 家学术医学中心共建的系统,其总体目标是集中研究以识别和管理与疫苗相关的不良反应。该系统通过研究确定某些人是否面临着更高的出现严重的疫苗相关不良反应的风险,并告知这些人在接种疫苗时会出现的禁忌证或应采取哪些预防措施。

第三种是美国食品药品管理局主持建立的上市许可后快速免疫安全性监测(Post-Licensure Rapid Immunization Safety Monitoring, PRISM)系统,它于 2009 年启动,用来评估 2009 年 H1N1 大流行流感疫苗的安全性。这个系统将电子医疗记录数据和免疫登记系统的数据联系起来,提供了一种监测大量不同的接种者群体(来自 9 个州的免疫登记系统的近 4000 万人)

的途径。即使在 H1N1 大流行结束之后,它仍旧作为一种安全监测系统运行着。

针对特定群体(包括接种特定疫苗的人群)的主动监测系统还有其他几个疫苗安全性监测系统和登记系统。例如,2009年建立的妊娠期疫苗和药物监测系统(Vaccines and Medications in Pregnancy Surveillance System),可监测妊娠期间疫苗和药物使用的安全性。该系统迄今为止的研究已经评估了推荐孕妇接种的流感疫苗和百日咳疫苗。

妊娠期疫苗监测十分重要
Photo by freestocks.org on Unsplash

疫苗不良反应报告系统提供的信息与其他主动监测系统提供的信息有什么不同？

　　疫苗不良反应报告系统将接种者在接种疫苗后出现的任何症状的有关信息提供给官方。疫苗安全数据链、临床免疫安全性项目系统、上市许可后快速免疫安全性监测系统以及其他主动监测系统提供的信息让官方知道，与未接种疫苗的人相比，近期接种疫苗的人出现特定症状的可能性是更大还是更小。这类信息有助于确定不良反应是否确实与特定疫苗有关。

接种疫苗后会出现什么样的反应？

　　反应分为轻度的、中度的和重度的。诸如发热、接种部位疼痛和肿胀等轻度的反应是所报告的最为常见的不良反应。出现这些反应的接种者不一定需要医疗护理，通常会在 2 到 3 天内自我恢复。

　　中度到重度的不良反应可能会持续更久，相应地也就需要医疗干预。这些不良反应不太常见，包括以下几种情况：

①昏厥(晕厥),其发生与一些青少年和成人接种的疫苗有关。它是由机体的血管迷走神经反应引起的,在这种反应中,疼痛或压力引起心率和血压突然降低(这些类型的反应在任何压力条件下都会发生,并不仅仅是在接种疫苗后)。因为昏厥是已知的一种潜在不良反应,许多接种人员会要求青少年在接种任何疫苗后都坐上 15 分钟以接受观察。

②与发热相关的惊厥(高热惊厥),发生在 5 岁以下的儿童出现发热且没有其他可能引起惊厥的潜在疾病(如癫痫)时。大约每 20 个儿童中有 1 个在童年时期的某个时候会出现高热惊厥,常常是感染引起的发热。高热惊厥是令人痛苦的,但是接种者通常都会自我恢复,不会再次发作;它也不会发展为癫痫发作。由于疫苗接种会引起发热,所以在接种某些疫苗后,出现高热惊厥的风险也会增大。在麻疹-流行性腮腺炎-风疹三联疫苗接种中已经出现了这种情况,每给儿童接种 1 万剂这种疫苗,就会增加 1 例高热惊厥(与正常的高热惊厥发作率相比)。同时接种不止一种疫苗的儿童也可能会面临较高的患高热惊厥的风险,尤其是同时接种流感疫苗与肺炎球菌疫苗或白喉-破伤风-百日咳三联疫苗时。2016 年的一项研究评估了疫苗安全数据链多年的数据,发现与单独接种任意一种疫苗相

比,大约每接种 10 万剂联合疫苗会导致额外 3 例高热惊厥。没有证据表明,与疫苗接种相关的高热惊厥的症状比常见的感染后发热相关的高热惊厥症状更轻或更重。在某些情况下,疫苗接种还会降低儿童中高热惊厥发作的风险,因为疫苗预防了引起发热的感染,调查人员在两项大型的关于轮状病毒疫苗接种后有关高热惊厥的研究中都观察到了这种现象。

③与疫苗接种相关的肩损伤(shoulder injury related to vaccine administration,SIRVA),这是一种肩部肌肉里的神经

疫苗接种可能会引起肩损伤
Photo by Steven Cornfield on Unsplash

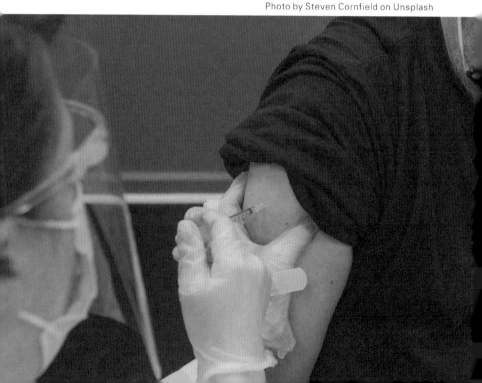

损伤,会导致持续的疼痛和运动受限。与疫苗接种相关的肩损
伤会随着时间而减轻,但是在症状真正消失之前都会妨碍运
动。需要着重指出的是,这类不良反应与疫苗接种方式有关,
而并非与疫苗本身有关;因此,在肩部注射任何疫苗后,都可能
会出现这种反应。

④过敏症,一种很严重的过敏性反应。假如一个人对疫苗
成分过敏就会发生这种情况。这种情况相当罕见——每注射
100 万剂疫苗才会有 1~2 例。

个别疫苗导致的新反应或常见反应都处于不断的监测之
中,这些研究发现都将被集中到美国疾病预防控制中心的
网站。

不良反应的真实发生频率是多少?

不良反应的发生频率可以根据报告给疫苗不良反应报告
系统之类的监测系统的数据得出。然而,需要再次强调的是,
在接种疫苗后的一段时间内发生的不良反应不一定都是由疫
苗引起的。因此,对于已知的不良反应,如发热或发热引起的
癫痫发作,更准确的方法是测量一个比率,或者估计一定数量

的接种人群中发生不良反应的人的数量。针对特定不良反应的主动监测数据显示,根据疫苗的不同,有 1 / 100 到 1 / 30 的儿童和青少年会出现发热或局部手臂肿胀等症状。出现中度到重度的不良反应的频率很低——每接种 1 万剂疫苗可能出现 1 例高热惊厥,每接种 100 万剂疫苗可能出现 1～2 例过敏症。

吉兰-巴雷综合征与疫苗有关吗?

吉兰-巴雷综合征(Guillain-Barré syndrome,GBS)是一种罕见的神经系统疾病,通常继发于流感或某些类型的胃肠炎(与呕吐和腹泻相关的疾病)后。吉兰-巴雷综合征患者体内产生的抗体会攻击神经系统的某些部位,导致四肢以及与呼吸和吞咽相关的身体部位肌肉无力。在接种了某些疫苗,特别是流感疫苗后,也会出现吉兰-巴雷综合征病例。研究两者之间的关系存在困难,主要是因为吉兰-巴雷综合征极少发生(无论接种疫苗与否,每 100 万人中才有 1 例)。1976 年,猪流感疫苗与吉兰-巴雷综合征风险增加有关联的事实得到确认,但由于当时对吉兰-巴雷综合征的报道存在偏颇,对病例的定义也不准确,有些人对这种关联提出了质疑。无论如何,随后的研究没有发现 1976 年以来吉兰-巴雷综合征和季节性流感疫苗之间的联系。与未接种疫苗的人群相比,接种过疫苗的人群中吉兰-巴雷综合征发病率也并不高。然而,由于有吉兰-巴雷综合征病史的人再次患上吉兰-巴雷综合征的可能性更大,大多数医生在给以前接种流感疫苗后 6 周内出现过吉兰-巴雷综合征的人注射流感疫苗时都很谨慎。

免疫接种有哪些禁忌证?

由于病史而有较大风险发生不良反应的人不适于也不建议接种疫苗。疫苗接种最常见的禁忌证是免疫系统减弱,即免疫缺陷或免疫低下。免疫系统减弱可能是疾病的次要症状,或者像化疗一样,是疾病治疗的副作用。无论是哪一种原因或哪一种起因,处于免疫状态的人被禁止接种减毒活疫苗(由毒力减弱的病毒或细菌制成的疫苗),因为他们有被毒力减弱的菌株感染的潜在风险。如果有对疫苗成分严重过敏的病史,则禁止接受那种特定疫苗。对疫苗成分有严重过敏反应史也是接种特定疫苗的禁忌证。

免疫接种有哪些注意事项？

就免疫接种而言,注意事项是指任何可能导致疫苗不能充分发挥作用或不能达到最佳效果的情况,它们可能成为推迟接种疫苗的理由。免疫接种的一般注意事项是是否患有疾病(例如发热或不发热),如果在接种疫苗时已患有疾病,可能导致本已活跃的免疫系统反应不充分(这就是为什么卫生保健提供者在为个体接种疫苗之前通常会询问个体的身体状况)。像普通感冒这样轻微的疾病不属于注意事项的内容。

有的疫苗也会规定特别的注意事项,这是为了尽量减少特定的人出现不良反应的风险。例如,对于接种可预防百日咳的疫苗的人来说,注意事项与癫痫发作不好控制有关。在极少数情况下,疫苗已被证明能引起少数接种者癫痫发作,可能伴有发热,也可能不发热。在这些情况下,接种可预防百日咳的疫苗的时间可能要推迟到癫痫发作稳定下来;在癫痫发作无法控制的更极端的情况下,百日咳疫苗接种可能要被无限期推迟。在百日咳疫情暴发的情况下,可能会重新考虑推迟疫苗接种的情况,因为不接种疫苗时感染百日咳的可能性要远远大于癫痫发作(而且会更严重)。

　　另一个针对一些减毒活疫苗的重要的注意事项是使用含有抗体的制品——尤其是血液制品,如用于治疗自身免疫病的静脉注射免疫球蛋白(intravenous immunoglobulin, IVIg)的情况。静脉注射免疫球蛋白是一种从其他人身上收集的血液制品,来自血液制品的抗体可以与减毒活疫苗中的病毒或灭活疫苗中的抗原结合。无论哪种情况,它都会使得大多数的此类疫苗失效。

如果一个人在使用抗生素,那么他可以接种疫苗吗?

　　使用抗生素并不是接种疫苗的注意事项或禁忌证。抗生素杀死的是活的有增殖能力的细菌,它们对包括减毒活病毒在内的病毒是没有影响的。其他疫苗是用细菌的少量蛋白质或抗原制备的,而抗生素对这些蛋白质也是不起作用的。特例是服用抗病毒的药物,例如治疗流感的奥司他韦,或者治疗疱疹或水痘的阿昔洛韦。接种水痘或流感病毒活疫苗后不久就服用这些药物将会降低疫苗的效果。

假如一个人由于化疗或器官移植而免疫力低下，他能接种疫苗吗？

通常来说，免疫力低下的人在接受化疗或器官移植时，应避免接种减毒活疫苗。灭活疫苗可以安全接种，这意味着不存在感染的风险，但它们可能不太有效，因为免疫力低下的个体没有免疫能力，无法在接种疫苗后产生免疫应答。然而，疫苗是安全的，在停止服用免疫抑制药物后，免疫系统得以恢复，疫苗就会很好地发挥作用。根据免疫抑制药物的种类和个人整体状况的不同，这个过程将花几个星期到几个月的时间。免疫力低下还会使人更有可能患上疫苗可预防疾病，因此，知道自己将接受移植或开始化疗的人应该提前接种推荐的疫苗，以便在治疗期间和治疗后获得一定的保护。

假如人们在开始化疗前接种疫苗，疫苗的效果会持续吗？

这取决于化疗的种类。有些药物具有很强的免疫抑制作用，它们会彻底摧毁免疫系统，包括免疫记忆细胞。在这种情况下,原先接种的疫苗可能不再起作用,还是推荐重新接种疫苗。

孕妇应该接种疫苗吗?

对孕妇来说,唯一的禁忌(不推荐)是减毒活疫苗的使用。这是由于理论上的风险,减毒活疫苗可能将疫苗中毒性减弱的病毒传播给发育中的胎儿。然而,还没有任何证据显示,无意中给孕妇注射活病毒疫苗(如在妇女知道自己怀孕前注射疫苗)会导致胎儿感染或者畸形。

所有其他类型的疫苗都可以给孕妇安全使用,没有证据显示它们会给胎儿带来任何风险。疫苗对妇女的影响已经得到了充分的研究,在孕妇接种疫苗后,自然流产、胎儿生长受影响、早产和先天性畸形等现象并不比在普通人群中更常见。事实上,疫苗已经被证明具有保护作用,降低了其中一些不良后果(包括早产)的风险。

目前,一种灭活病毒疫苗(流感疫苗)和一种细菌蛋白质疫苗(白喉-破伤风-百日咳三联疫苗)是推荐孕妇常规接种的疫苗,而可供孕妇接种的新疫苗正在研发中,新疫苗将被推荐给处在怀孕期间的女性接种。

减毒（减毒病毒或细菌）活疫苗是否对健康人造成过损伤？

通常,减毒活疫苗在健康人中的效果很好,不会引起任何问题。灭活全病毒疫苗在健康人中的效果也很好。然而,这一认识在历史上有一个例外,那就是"卡特事件"(Cutter incident),它既是美国制药业历史上最大的灾难之一,也是美

可供孕妇接种的安全疫苗正在研发中
Photo by Suhyeon Choi on Unsplash

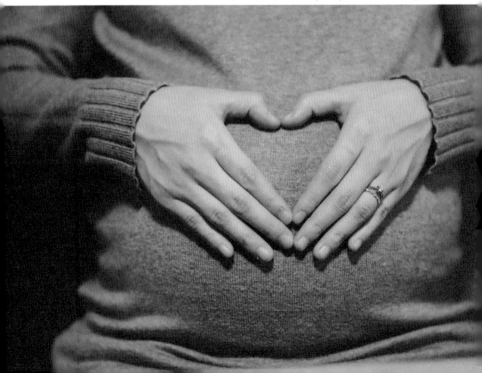

国联邦政府监管疫苗安全性的转折点。

1955 年乔纳斯·索尔克(Jonas Salk)研发的脊髓灰质炎疫苗问世后,多家制药公司获准生产这种灭活全病毒疫苗,位于加利福尼亚州伯克利的卡特实验室是其中之一。但当时还没有针对疫苗生产实践的持续监管。1955 年 4 月,在接种卡特实验室所生产的脊髓灰质炎疫苗的儿童中出现了麻痹性脊髓灰质炎的报告。该脊髓灰质炎疫苗是使用猴子细胞来培养脊髓灰质炎病毒,然后将病毒灭活的。在出现这些与该疫苗有关的脊髓灰质炎病例后,一项调查发现,卡特实验室没有进行充分的灭活和安全检测,导致 17 批疫苗中有 7 批被脊髓灰质炎活病毒污染了。在生产停止之前,已经有数千剂疫苗被分发出去了。最终估计与该疫苗相关的病例中有 164 例严重瘫痪,10 例死亡。

卡特事件彻底改变了美国的疫苗安全法规,并促成了更大、更强的生物学标准部(如今的生物制剂局,隶属于美国食品药品管理局)的成立。在卡特事件发生前,用于管理和监测疫苗生产的资源很少,目前,正如前几章介绍的,疫苗生产过程被严格监管,在整个生产过程中有多个级别的审查。在卡特事件发生之后,美国再也没有发生过类似的事件。

当出现与疫苗相关的不良反应时该怎么去做？

　　如前所述,在美国,接种疫苗后出现的任何反应都可以报告给疫苗不良反应报告系统。接种者身上出现可能与疫苗相关的反应,医生或者其他卫生保健提供者对他们进行治疗后,可报告反应情况。接种者个人及其家属也可以自行报告,最常见的不良反应问题可以由他们自行解决。对于需要持续治疗的更严重的不良反应,个人或卫生保健提供者可向美国国家疫苗伤害补偿计划提出索赔。

什么是美国国家疫苗伤害补偿计划？

　　美国国家疫苗伤害补偿计划是于 1986 年启动的,旨在提供一种机制,使遭遇了疫苗相关的不良反应的接种者获得补偿。设立这种机制是为了替代传统的民事法庭制度,在这种机制下,个人可以直接向疫苗生产商或卫生保健提供者提出索赔。美国国家疫苗伤害补偿计划是一种无过错机制,这意味着做出补偿并不是说提供疫苗的疫苗生产商或卫生保健提供者承认疏忽。相反,补偿是根据索赔人提供的与疫苗有关的严重伤害的证据,并通过对该计划中所覆盖的疫苗征收消费税来筹集资金,以进行补偿。补偿金用于支付医疗费用和其他支持性护理需求费用,以及相应的劳动能力损失费。

　　除了给遭受疫苗伤害的个人提供补偿,这个计划还有额外的政策目标。首先,稳定疫苗市场。由于存在诉讼风险,当时的疫苗市场的风险对大多数研发机构和生产商来说高得令人望而却步。因为生产商支付的法律费用将导致疫苗价格上涨,从而会减少疫苗的供应,这对稳定和保障充足的疫苗供应来说是一个非常大的威胁。其次,这个计划为案件审核和补偿提供了一个更便利的模式,允许个人以更低的成本单独提出索赔。最后,这个计划要求由美国国家医学院进行疫苗安全审查,并建立疫苗不良反应报告系统,向所有接种者(或其护理人员)分发必要的疫苗信息声明。

美国国家疫苗伤害补偿计划覆盖了哪些疫苗?

　　这个计划覆盖了由免疫实践咨询委员会(Advisory

Committee on Immunization Practices）向儿童推荐常规接种的所有疫苗。这意味着该计划覆盖了常规的儿童疫苗接种计划中的所有疫苗。目前该计划未覆盖仅供成人接种的疫苗,如带状疱疹疫苗。虽然该计划覆盖了儿童接种的疫苗,但是接种过疫苗的任何人都可以提出索赔。该计划每年收到的索赔申诉中一半以上来自成人。

美国国家疫苗伤害补偿计划是如何发挥作用的?

美国国家疫苗伤害补偿计划由美国卫生与公众服务部的卫生资源和服务管理局管理,与美国司法部和美国联邦索赔法院合作实施。任何个人都可以代表他自己或孩子提出索赔,也可通过代理律师提出索赔。这种索赔被称为申诉,并且要接受审核,它必须在被指控的伤害事项发生之后,在该计划的法定诉讼时效内提交。索赔一经提出,相关机构即展开审核与裁定程序。

如何在美国国家疫苗伤害补偿计划中获得补偿？

可以通过三种途径获得补偿。第一种,申诉人可以针对该计划的疫苗伤害事项表中列出的伤害事项提出索赔。这些伤害事项必须是在接种疫苗后的一段时间内发生的,这样才与该计划所覆盖的疫苗有关。申诉人也可以针对没有列入疫苗伤害事项表中的伤害事项来提出索赔,但是在这种情况下,他必须提交证据以证明伤害事项是由疫苗导致的。申诉人的第三种途径是递交接种疫苗导致先前状态恶化的证据。与民事举证责任"排除合理怀疑"原则不同,美国国家疫苗伤害补偿计划遵循"因果关系推定"原则。

尽管申诉人有权要求在诉讼时效内提交受到伤害的因果关系证明,但并非所有出现不良反应的申诉人都有资格获得该计划的补偿。申诉人必须证明所指控的伤害:①在接种有关疫苗后持续了 6 个月或以上;②导致住院或手术;③导致死亡。除此之外,假如已有证据显示伤害是由疫苗之外的原因导致的,那么申诉人就没有资格获得补偿。

　　申诉一经提交,来自美国卫生与公众服务部的医务人员将进行初步审核,以确定申诉是否符合前面提到的标准。假如符合,这个案子就会被指派给美国司法部的诉讼代理人,由他代表美国卫生与公众服务部提出案件。案件由特别法官审理,他们是美国联邦索赔法院任命的代理人,只审理疫苗伤害案件。特别法官也审核申诉人递交的证据,然后做出补偿裁决。

疫苗伤害案件由特别法官审理
Photo on VisualHunt

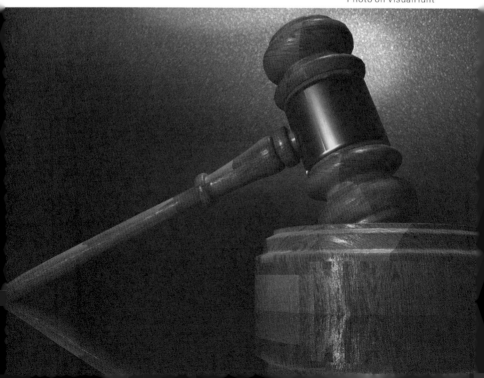

什么是美国国家疫苗伤害补偿计划疫苗伤害事项表？ 表内有什么内容？

疫苗伤害事项表是美国国家疫苗伤害补偿计划制定的列出了有可靠证据表明接种疫苗后可能发生的特定伤害事项的文件。该表列出了补偿计划所覆盖的每种疫苗的具体情况，以及症状发展为与疫苗有关的潜在伤害的时间范围。然而，该表并未列出补偿计划覆盖的所有疫苗，这是因为通过安全监测活动确定的特定疫苗没有造成过伤害。目前该表所列的症状包括过敏反应和麻疹疫苗株感染，这些伤害事项可能在免疫缺陷个体接种疫苗后出现。

该表是根据疫苗安全监测数据和美国国家医学院的疫苗安全研究结果正式审核编制的，并可以随时更新。最近的更新内容是在关于疫苗安全的美国国家医学院报告发表后于2015年提交的。建议增加的伤害事项包括与疫苗接种相关的肩损伤，这种伤害与任何可注射疫苗、昏厥以及免疫缺陷个体的疫苗型水痘感染有关。诸如高热惊厥等不良反应则没有被包括进来，因为个体出现这类不良反应后可以自愈且不会受到持久性影响。对已有数据的审查也会导致某些症状被从该表中去除掉。任何个人都可以要求将某一症状添加到该表中，但需要自行提供支持这一要求的证据。美国国家疫苗伤害补偿计划的医务人员对这些要求进行审核，核查与要求有关的所有已有数据，并听取相关领域专家的意见。

谁负责更新美国国家疫苗伤害补偿计划的伤害事项表？

必须由儿童疫苗咨询委员会（Advisory Commission on Childhood Vaccines，ACCV）审核所有建议添加到伤害事项表中或从伤害事项表中去除的项目。该委员会是与美国国家疫苗伤害补偿计划一起设立的，就补偿计划各事项向美国卫生与公众服务部部长提供咨询服务。对于伤害事项表的更新，儿童疫苗咨询委员会成员审核建议修改的内容及其支持数据，可以同意并接受修改，也可以不同意并建议反对修改，或者推迟回复某项建议，直到有更多的时间复查。儿童疫苗咨询委员会基于两个原则来做出决定：①疫苗伤害事项表在医学和科学上都应该是可信的（基于证据）；②如果关于修改建议既有支持的证据，又有反对的证据（例如，已有数据是模棱两可的或不确定的），而且二者皆可信，那么任何建议都应是使提请人受益的。

有时候，即使已有的科学证据并不支持疫苗与所指证的伤害事项之间存在因果关系，但出于政策原因，也可以将伤害事项添加到伤害事项表中。最近的一个例子就是决定将流感疫苗引起的吉兰-巴雷综合征加到该表中。已有研究发现吉兰-巴雷综合征与 1976 年甲型流感疫苗有关，但没有研究显示接种季节性流感疫苗后患上吉兰-巴雷综合征的风险会增加。然而，如前所述，这是一种罕见的情况，在疫苗安全监测研究中很难进行调查和确认，因为每年的流感疫苗都是不同的，有人担心理论风险可能会发生变化，但对于如此罕见的情况，最初可能很难监测到。将吉兰-巴雷综合征纳入伤害事项表的建议是在认识到与疫苗接种无关的病例可能会得到补偿的情况下提出的。但是，也有人认为，如果确实出现这样的病例，这将是确保任何与疫苗有关的病例都能够得到补偿的最好办法。

儿童疫苗咨询委员会由哪些成员组成？

儿童疫苗咨询委员会是由 9 名成员组成的：3 名在儿童保健、儿童疾病流行病学和疫苗不良反应方面具有专业知识的卫生专业人员,其中至少有 2 名是儿科医师;3 名普通公众成员,其中有 2 名必须是代表因接种疫苗而受伤的儿童的;3 名律师,其中至少 1 名必须有代表申诉人的经验,另 1 名必须代表疫苗生产商。所有成员是由美国卫生与公众服务部部长指定的,服务期限至少 3 年。儿童疫苗咨询委员会还包括代表美国国立卫生研究院、美国疾病预防控制中心以及美国食品药品管理局的几位当然成员。

儿童疫苗咨询委员会会议每季度举行一次,所有会议都是面向公众开放的,公众可参会并发表意见。除了审核疫苗伤害事项表中的拟议变更之外,近年来儿童疫苗咨询委员会还召集工作组,重新审议该补偿计划的各个方面,以便更有效地为申诉人服务,并对免疫建议(包括为孕妇接种疫苗)的变化趋势做出更积极的反应。

已经有多少人从美国国家疫苗伤害补偿计划获得了补偿?

在 2006 年到 2014 年,美国国家疫苗伤害补偿计划审核了共计 3451 项申诉,其中大约 2/3(2199 名)的申诉人获得了补偿。总补偿金额大约是 31 亿美元,外加 1.3 亿美元的诉讼费用。个人获赔数额视与所申诉伤害事项相关的残疾和今后的劳动能力损失而定。这 3451 项申诉代表了同一时期(2006 年到 2014 年)分发的 25 亿剂美国国家疫苗伤害补偿计划所覆盖疫苗中的约 0.000001％。大多数被审查的病例是声称接种流感疫苗后受到伤害的成人,这表明该计划随着时间的推移发生了变化。在美国,每年流感疫苗都会被推荐给所有年龄超过 6 个月的人。因此,与任何其他疫苗相比,接种的流感疫苗剂量更多,而且其中很大一部分是给成人接种的。

该计划通过三种不同类型的裁决来发放补偿:法院可以让步、做出法律决定或者和解。当美国卫生与公众服务部审核了所有可用证据,并确定疫苗确有可能造成所申诉的伤害或确有证据支持伤害事项表中的伤害时,就会做出让步(请注意,在这方面,适用于美国国家疫苗伤害补偿计划申诉的补偿标准与适用于民事法院系统的补偿标准是不同的)。特别法官或美国联邦索赔法院也会审核已有证据并发布最终裁决。当然,申诉人可以对裁决提出上诉。

和解是目前为止最常见的结果(约占可赔偿索赔的 80％),即通过协商解决申诉。如果双方都希望迅速解决案件,以尽量减少诉讼费用和资源占用,则会寻求和解。和解并不代表美国卫生与公众服务部或美国联邦索赔法院承认某种疫苗造成了所申诉的伤害。

如果案件被驳回或裁决结果是不予赔偿,这就意味着法院审核了证据并确定申诉人并没有证明所申诉伤害是由疫苗引起的,或者并不符合伤害事项表所覆盖伤害的标准。如果案件没有满足申诉的其他标准(如必须是补偿计划所覆盖的疫苗),那么它们也会被驳回。申诉人也可以选择撤回诉讼。

无论是哪种结果,做出裁决的平均时间是 2 年或 3 年。

美国国家疫苗伤害补偿计划是否对与孤独症有关的伤害做出过赔偿?

孤独症是否是与疫苗相关的损伤,这已经在多项精心设计的科学研究中得到过评估,这些研究都显示所有疫苗与孤独症患病风险之间没有相关性。人们首次担忧疫苗是孤独症的一个诱因,是在 1998 年《儿童回肠淋巴结节增生、非特异性结膜炎和广泛性发育障碍》发表之后,该文的主要作者是安德鲁·

韦克菲尔德。这篇文章描述了一组 12 名儿童,他们在胃肠道
异常的情况下出现发育退化或发育停滞。12 名儿童中有 8 名
儿童的家长报告说,这几名儿童在接种麻疹-流行性腮腺炎-风
疹三联疫苗后出现了症状。基于这个小病例系列,韦克菲尔德
等人声称麻疹-流行性腮腺炎-风疹三联疫苗可能导致肠道炎
症,进而使损伤大脑的蛋白质得以反复产生作用。这一假设从
未在后续的研究中得到证实,这篇文章最终被出版期刊撤回
了。韦克菲尔德由于其文章中提出的欺诈性索赔而失去了行
医执照。从那时起,多项严格的研究将接种疫苗的儿童与未接
种疫苗的儿童进行比较,没有发现接种疫苗后患孤独症的风险
会增加。

尽管如此,疫苗和孤独症之间的联系仍然是一些家长关注
的问题,在 2001 年,美国国家疫苗伤害补偿计划开始收到与麻
疹-流行性腮腺炎-风疹三联疫苗和含有硫柳汞的疫苗有关的
孤独症谱系障碍的索赔申诉。在 2002 年,为了最有效地处理
所有的索赔申诉,首席特别法官创建了一个综合孤独症诉讼程
序(类似于集体诉讼)来裁决所有的索赔申诉。为了处理所有
5600 项申诉,美国联邦索赔法院(负责管理美国国家疫苗伤害
补偿计划)为索赔中涉及的三种孤独症成因理论中的每一种都

设立了"判例"：①麻疹-流行性腮腺炎-风疹三联疫苗和硫柳汞共同引起孤独症；②仅硫柳汞引起孤独症；③仅麻疹-流行性腮腺炎-风疹三联疫苗引起孤独症。特别法官审议的证据十分详尽，包括医学研究、证词和专家报告，但在所有三种判例中，孤独症和疫苗之间的因果关系都被否定了。

综合诉讼程序中的案件虽然已经全部裁决，但一些参与综合诉讼的家庭依旧会选择通过民事侵权制度寻求法律赔偿。

美国国家疫苗伤害补偿计划关于疫苗安全性的信息是如何传达的？

关于疫苗的潜在风险以及常规的美国国家疫苗伤害补偿计划的主要沟通机制之一是疫苗信息声明（Vaccine Information Statement，VIS）。疫苗信息声明是由美国《国家儿童疫苗伤害法案》授权的，必须在接种任何疫苗，包括多剂次疫苗系列的每一剂接种之前告知接种者。疫苗信息声明总结了与补偿计划所覆盖的每种疫苗相关的益处与潜在风险，也包括关于美国国家疫苗伤害补偿计划的信息。声明内容由美国疾病预防控制中心拟定，包括医学专家的意见（确保准确性），以及公众的反

馈（确保可读性）。所有疫苗信息声明在发布前都要经过美国
儿童疫苗咨询委员会的审核和批准。所有疫苗生产商，无论公
立或私立的都必须分发最新的疫苗信息声明，并且必须在患者
的病历中记录。目前，除了分发纸质副本外，还有多种机制，如
生产商可以使用永久的、塑封的正式文本，也可以在计算机显
示器或其他视频显示器上展示疫苗信息声明。疫苗信息声明
可以下载到智能手机上随时阅读，而且疫苗信息声明已被翻译
成 40 多种语言。值得注意的是，仅有美国国家疫苗伤害补偿
计划覆盖的疫苗才需要发布疫苗信息声明。

**如果美国国家疫苗伤害补偿计划依赖已公开的证据来扩展
疫苗伤害事项表并裁决案件，那么如何评估研究的可靠性
和有效性呢？**

并不是所有的研究情况都是相同的。在评估接种疫苗之
后的风险时，需要比较接种个体与未接种个体之间出现不良反
应的可能性（理想情况下，研究组和对照组的规模与特征应该
相似）。即使在最完美的研究中，也存在无数方法上的缺陷，甚
至导致研究结果具有误导性，这就是为什么科学家（以及像美

国国家疫苗伤害补偿计划这样的政府科学团体)对研究进行监督以确保其可靠性显得如此重要。如果选择一项设计糟糕的研究,就会得出误导性的或不完整的结论,可能深刻影响公众对疫苗的理解和接受。韦克菲尔德等被撤回的文章就是这样一个例子。他们描述了一个样本很小的案例,也没有设置对照组,提出了并未经过评估的假设。尽管如此,这篇文章中的信息还是在公众的讨论和社交媒体中被广泛误传。

谁来评估疫苗安全性研究的可靠性?

最近已有一些研究努力评估现有的疫苗安全性数据。将要发表的疫苗安全性研究都要经过同行评议,其中,科学论文在发表前由其他科学家评议,以确保其质量和有效性。有些时候,关于某个主题的几项研究会被一起评估,以在它们的结果中寻找一致性。这种宝贵而详尽的评估被称为系统综述,是美国国家医学院所开展的这类工作的一个例子。

美国国家医学院是什么机构?

美国国家医学院是 1970 年由美国国家科学院建立的,最

初的名称是医学研究所。该机构汇集了来自不同学科的经验
丰富的科学家,研究与公共卫生政策、医疗保健和教育相关的
课题。它是一家独立于美国政府的非营利机构,其运作不受联
邦资金支持。美国国家医学院的主要活动之一是审查与特定
主题相关的已有研究,并利用其发现提出建议和规范做法。研
究主题的委托可以来自联邦机构或独立组织,疫苗安全性在过
去几年中一直是美国国家医学院深入研究的一个领域。作为
美国《国家儿童疫苗伤害法案》的制定机构之一,美国国家医学
院负责审查与疫苗不良反应相关的资料,自 1986 年以来,它已
开展了 10 多次相关研究。最新的一份综合报告发表于 2012
年,研究了围绕 8 种不同疫苗的不良反应的证据。这项研究查
阅了 12000 篇已发表的文章,并总结成一份 900 页的报告,对美
国国家疫苗伤害补偿计划疫苗伤害事项表提出了如下修改
建议:

①增加过敏反应,作为与麻疹-流行性腮腺炎-风疹、脑膜
炎球菌、乙型肝炎、水痘、破伤风类毒素和流感疫苗相关的潜在
不良反应;

②增加晕厥和与疫苗接种相关的肩损伤或三角肌滑囊炎,
作为所有注射型疫苗的潜在不良反应。

也许最值得注意的是,美国国家医学院委员会否定了麻疹-流行性腮腺炎-风疹三联疫苗与孤独症之间的联系。该委员会的发现还表明,流感疫苗与贝尔麻痹或哮喘、麻疹-流行性腮腺炎-风疹三联疫苗或百日咳疫苗与 1 型糖尿病之间没有任何联系。

自 2012 年这份报告公布之后,美国国家医学院进行了第二次评估,评估了推荐的儿童免疫接种程序表的安全性。这是受美国卫生与公众服务部的委托,以回应越来越多的人提出的

儿童免疫接种程序表的安全性受到了重点评估
Photo by CDC on Unsplash

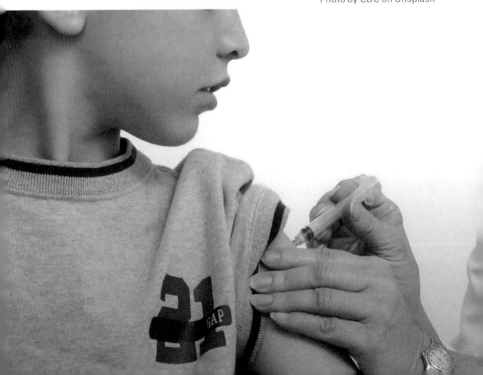

推迟接种疫苗的要求,这在很大程度上与目前推荐的每剂次疫苗的剂量的安全性有关。美国国家医学院重点审查了与整个儿童免疫接种程序表有关的不良反应的已有文献,发现不存在安全问题。没有证据表明按时接种所有推荐的疫苗与自身免疫病、哮喘、超敏反应或过敏、癫痫发作、发育障碍或注意障碍等有关。

6 免疫接种程序表

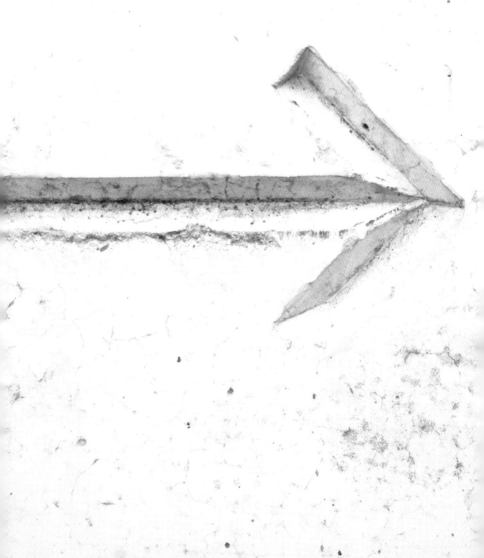

任何免疫规划的核心都是其免疫接种程序表,这是接种哪些疫苗以及何时接种的一种国家标准。制定免疫接种程序表的政府组织在开展此项工作时会考虑一系列因素,包括疫苗在改善国民总体健康状况方面的潜力以及向大众分发疫苗所涉及的财政问题。

因此,免疫接种程序表和规划因国家而异。但是,谁来为各个国家做决定?他们做决定的依据是什么?他们是如何传达建议的?这些主题是本章的重点。本章描述了参与制定和宣传免疫接种程序表的不同群体,并提供了解决有关程序表的常见问题的信息,包括接种疫苗的次数和时间以及延迟接种疫苗的安全性。

谁来制定免疫接种程序表?

在绝大多数国家,免疫接种程序表是由公共卫生部门的一部分人员来决定的,这些人员通常是来自医学、公共卫生和疫苗研究领域的专家。在美国,这项工作由免疫实践咨询委员会负责。

什么是免疫实践咨询委员会？

免疫实践咨询委员会是美国疾病预防控制中心下属的一个联邦咨询委员会，由卫生与公众服务部部长领导。该委员会就儿童、青少年和成人的免疫接种程序表向美国疾病预防控制中心主任提出建议。免疫实践咨询委员会负责新疫苗的添加以及程序表中已有疫苗的管理的变更。免疫实践咨询委员会于 1995 年首次正式审查并批准了儿童/青少年免疫接种程序表，现在(与成人免疫接种程序表一起)每年都会审查并更新该程序表。美国儿科学会、美国家庭医师学会、美国医师协会和美国妇产科医师学会等几个专业组织也对更新后的程序表进行审查；实际上，更新后的程序表在这些组织都认可后才会公布。

免疫实践咨询委员会的另一项重要职责是确定将哪些疫苗纳入儿童疫苗计划，正如第 4 章详细介绍的，儿童疫苗计划于 1994 年开始实施，为未投保的、投保公共保险的(有资格享受医疗补助的)、拥有美国印第安人或阿拉斯加原住民血统的、在具有联邦资质的医疗中心接受治疗但投保不足的 18 岁及以下儿童提供免费疫苗。为了确保所有儿童都能获得列入推荐程序表的疫苗,儿童疫苗计划也覆盖了免疫实践咨询委员会推荐的常规疫苗。

免疫实践咨询委员会创建于什么时候?

在美国免疫规划发展的早期阶段,公共卫生服务部门根据需要召集专家小组,决定在什么时候常规接种哪些疫苗。然而,随着免疫规划不断增加新疫苗,很明显,美国需要在联邦政府之外组建一个顾问团队,以确保决策的连续性和严谨性。以此为契机,有人提议在 1964 年通过《公共卫生服务法》创建免疫实践咨询委员会。这部法案授权美国卫生与公众服务部为各州预防和控制传染病提供援助,以及设立咨询委员会。当时,免疫实践咨询委员会的职责是就如何最有效地在公共卫生领域使用"预防剂"来控制传染病,向医务总监提供建议。按照要求,免疫实践咨询委员会重点关注免疫接种程序表、疫苗的剂量和给药途径、使用禁忌证,以及哪些人群应接种疫苗的相关决定。

最初,免疫实践咨询委员会由美国卫生与公众服务部部长任命的来自儿科学、流行病学、免疫学和公共卫生领域的 8 名成员组成。免疫实践咨询委员会还有 3 个联络组织（美国儿科学会感染病学委员会、美国医学协会，以及加拿大免疫咨询委员会）和参与疫苗研发的其他联邦政府实体（包括美国食品药品管理局和美国国立卫生研究院）的当然成员。

1972 年，免疫实践咨询委员会成为美国联邦咨询委员会之后，经历了一场重大变化。根据美国《联邦咨询委员会法》的要求，该委员会的公开会议次数、公众参与度和报告数量都增加了。从此，该委员会从向医务总监提交报告改为通过疾病预防控制中心向卫生与公众服务部部长提交报告。该委员会的成员人数也有所增加，新增了社会科学、法律和伦理方面的专家，以及 1 名消费者——代表愿意接种或正在考虑接种的个人和家庭的公众成员。免疫实践咨询委员会目前有 15 名有投票权的成员，所有这些成员都不在联邦政府任职，该委员会还同 29 个有关组织和 8 名当然成员联络，获取这些组织和当然成员的意见以形成建议。

如何选择免疫实践咨询委员会成员？

免疫实践咨询委员会成员的任期为 4 年，候选人必须经提名产生。新成员的提名人选可能来自专业组织、前任或现任的免疫实践咨询委员会成员或公众。公开招聘职位是为了提升流程的透明度和包容度,被提名人按照与一般职位申请流程类似的标准申请流程申请职位。被提名人不能是卫生与公众服务部的雇员。

免疫实践咨询委员会指导委员会审查所有申请,然后为每个空缺职位选择 2 名被提名人并提交给疾病预防控制中心主任进行审查。主任会对被提名人进行额外的复审,并将申请转交给卫生与公众服务部部长,由后者做出最后决定。在进入这一阶段之前,指导委员会将仔细审查所有申请,以确定被提名人与委员会之间是否存在任何潜在的利益冲突,包括被提名人是否与参与疫苗研发或生产的任何商业实体存在财务关系或游说关系。例如,如果被提名人与某种疫苗的研发机构或生产商有任何关系或利益冲突,该被提名人将不予考虑。这类提名人包括拥有疫苗专利、受雇于疫苗生产商或有直系亲属受雇于疫苗生产商的任何人。即使在现任成员中,利益冲突也受到持续密切的监督,所有成员必须每年提交一份财务报告供政府道德办公室审查,并在每次例行会议和工作组会议上公布与疫苗有关的所有工作。如果成员之间存在潜在的利益冲突,则有关成员不得参与委员会某些方面的工作。如果存在重大冲突,成员将被要求辞职。

选择免疫实践咨询委员会成员需采用什么标准?

免疫实践咨询委员会成员资格的决定要考虑个人在特定领域的资格和经验。医疗和公共卫生专业人员必须拥有高级专业学位或执业资格,如医学博士或注册护士,以及相关专业委员会的认证。他们还必须公开承诺参加委员会的所有例行会议和紧急会议,并且乐于在公众面前参与讨论。免疫实践咨询委员会每年在佐治亚州亚特兰大举行 3 次会议,通常有 300～400 人(包括公众)参加,并在互联网上播出。免疫实践咨询委员会努力确保其成员在地理位置、专业背景、性别、种族和民族方面具有多样性。这个由 15 名拥有投票权的成员组成的委员会中有 1 名"外行成员"——代表个人和家庭的普通公众。免疫实践咨询委员会的总体目标是以会议记录呈现一系列观点,为委员会形成建议提供信息。

免疫实践咨询委员会成员有酬劳吗？

　　有投票权的免疫实践咨询委员会成员被视为特殊的政府雇员，可以选择在每个会议日收取 250 美元的酬金。没有投票权的成员不会因为其参加会议的时间而获得补偿，但他们参加面对面会议的差旅费可以报销。有投票权的成员也可以报销差旅费。

免疫实践咨询委员会如何制定免疫接种程序表？

　　免疫实践咨询委员会成员一般有全面的、最新的流行病学、疫苗研究与科学方面的基础知识，他们的知识还得到美国疾病预防控制中心和工作组的数据与研究的补充，这些工作组是为了给委员会提供信息而组建的。免疫实践咨询委员会成员除了考虑流行病学、疫苗安全性和临床研究结果等因素，还对疫苗成本和向免疫规划中添加疫苗的相关成本的经济分析进行审核。虽然这些成本方面的考虑并不新鲜，但免疫实践咨询委员会在 2004 年更新了章程，要求在为委员会的建议提供支持数据时,正规引用经济分析。该委员会对经济数据的使用是通过 2008 年发布的《提交给免疫实践咨询委员会的卫生经济学研究指南》而标准化的,如今,在提议修改免疫接种程序表时,成本考虑与其他因素一样重要。

免疫实践咨询委员会还从许多具有特定疫苗可预防疾病或疫苗本身的经验的利益相关者那里获取信息,定期邀请世界卫生组织和其他国家免疫组织的代表交流观点或专业知识。此外,所有的免疫实践咨询委员会会议都对公众开放,并邀请个人发表评论,免疫实践咨询委员会成员可以从中了解与特定疫苗相关的各种价值观和观点,以及这些观点对委员会的建议的可接受性产生的影响。

免疫实践咨询委员会结合各方观点,提出建议:①是应该为特定年龄组的所有人常规接种疫苗,还是仅在特殊情况(如个人面临某种风险)下接种疫苗;②接种疫苗的方式和时间(如在什么年龄接种,间隔多久接种);③谁不应该接种疫苗。有关年龄组、剂量和针次间隔的说明一般遵循获批适应证,但免疫实践咨询委员会有时会提出未包括在获批适应证中的其他建议。例如,免疫实践咨询委员会建议所有孕妇在妊娠期间接种白喉-破伤风-百日咳三联疫苗,以预防婴儿感染百日咳。然而，由于在妊娠期间接种白喉-破伤风-百日咳三联疫苗不属于疫苗许可的初始临床研究的一部分，因此这是一项"许可以外"的建议。免疫实践咨询委员会在将决定告知公众之前，对在其他研究中获得的相关证据进行审查，这些证据支持在怀孕期间接种白喉-破伤风-百日咳三联疫苗的安全性和有效性。

妊娠期间接种特定疫苗可预防婴儿感染相关疾病
Photo by Tuva Mathilde Løland on Unsplash

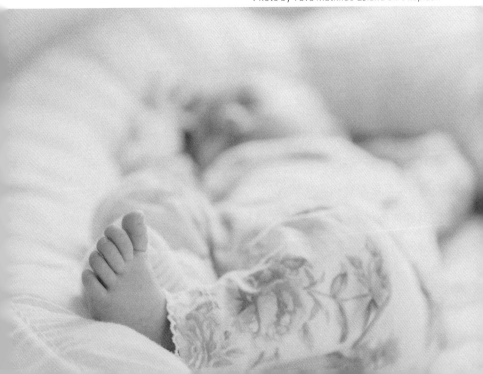

免疫实践咨询委员会采用什么样的证据？

正如前面提到的，免疫实践咨询委员会目前采用了一种系统的方法以确保它采用的是现有的最佳证据。2010 年以来，该方法遵循几项关键原则，包括透明度以及在评估疫苗接种潜在影响时考虑社区和个人健康状况的观点。透明度是通过让多个利益相关者积极参与会议和公众参与来实现的。社区考虑因素可能包括群体免疫，即社区中一定比例人口接种疫苗可以预防传染病传播。评估证据时采用的方法是通过评估现有研究的类型、有效性和结果一致性来衡量证据质量。

免疫实践咨询委员会需要多长时间形成一项建议？

因为免疫实践咨询委员会审查的信息十分详尽，所以形成一项新建议可能需要几个月甚至几年的时间。在初步评审之后，免疫实践咨询委员会可能还会要求收集额外的数据，汇总这些数据需要时间，确保利益相关者有足够的机会提供数据也需要时间。由于证据强度很重要，因此免疫实践咨询委员会十分重视收集可靠的信息来指导决策。

形成的建议如何提交和发布？

    免疫实践咨询委员会投票表决是否实施一项建议之后，将由美国疾病预防控制中心主任进行正式审核，批准后再将建议转达给美国卫生与公众服务部部长和助理部长。然后这一建议被发表于美国疾病预防控制中心的官方期刊《发病率和死亡率周报》，在该期刊被广泛阅读中实现建议的正式传播。然而，有关建议的消息通常在那之前就开始传播了。免疫实践咨询委员会表决通过的任何建议通常会在每次会议结束时发布的新闻稿中加以总结，这些建议也会被大众媒体报道，专业组织也可以向其成员传达这些新的建议。

免疫实践咨询委员会的建议实际上是如何实施的？

    在免疫实践咨询委员会（通过美国疾病预防控制中心）提出免疫接种建议后，通过州和地方卫生部门以及个人卫生保健提供者实施免疫接种建议。诊所从免疫接种程序表可知该订购哪种疫苗;对于政府资助的免疫规划,由州或地方卫生部门订购疫苗。因此,程序表的传达是重要的,卫生部门、诊所和个人卫生保健提供者(包括医生)也都依赖于此。

美国各州有自己的免疫实践咨询委员会吗?

一些州已经成立了自己的咨询委员会,以帮助指导本州实施联邦建议。这些委员会可以帮助制定有关入学免疫接种要求,或为儿童疫苗计划等联邦项目未覆盖的个人提供资助的决策。换句话说,各州的咨询委员会根据本州的需要和资源调整常规免疫接种程序表。

为什么只有一份推荐的程序表?

1995 年以前,美国一直有多种关于免疫接种程序表的建议。像美国儿科学会这样的专业组织发布了自己的程序表,主要是基于免疫实践咨询委员会的建议,但偶尔会有偏差。例如,在 20 世纪 90 年代初首次推荐麻疹-流行性腮腺炎-风疹三联疫苗的第二次加强针时,免疫实践咨询委员会建议 4—6 岁的儿童接种,以配合其他加强针;美国儿科学会建议 11 岁和 12 岁的儿童注射加强针,因为当时的大多数发病儿童是中学高年级学生。不同的程序表给儿科医师带来了挑战,他们必须在向接种者传达信息和给出建议时做选择。1994 年,免疫实践咨询委员会、美国儿科学会和美国家庭医师学会决定发布一份统一的、易于理解的常规推荐给儿童的免疫接种程序表,以平衡规划问题和流行病学的要求。免疫实践咨询委员会还与美国医师协会、美国儿科学会和美国妇产科医师学会建立了类

不遵循程序表接种可能出现问题
Photo by Sam Moqadam on Unsplash

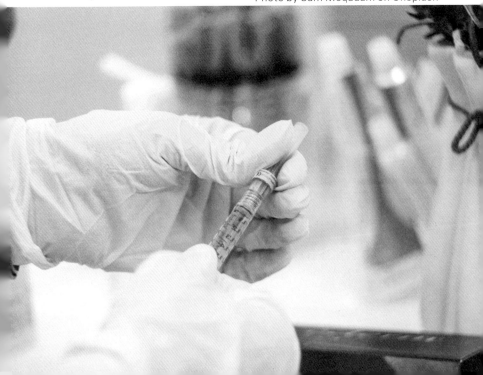

似的联系，以发布一份统一的成人免疫接种程序表。

遵循其他的程序表，如延长疫苗接种疗程，而不是遵循推荐的免疫接种程序表，会出现什么问题吗？

延长疫苗接种疗程意味着一些疫苗针次会被推迟。推迟接种疫苗的主要问题是，这会增加儿童未受保护的时间，并可能导致儿童感染多种严重疾病，这些疾病可能威胁到儿童的生命，或至少使儿童病重。免疫接种程序表是经大量的科学研究凝练出的一种既能在风险最高时使免疫效果最大化，又能保证各种疫苗协同工作的程序表，延长疗程的免疫接种程序表就不能充分利用这些科研成果。如果选择以其他方式评估的程序表，就不能保证疫苗最有效地发挥作用。

一些家长可能会要求推迟接种时间，因为他们担心儿童同时接种几种疫苗可能会使免疫系统不堪重负，或给儿童带来太大压力或痛苦。然而，延长疫苗接种疗程不一定能减小压力，尤其是当疫苗接种时间更紧凑、各针次剂量更小时。研究表明，只接种一种疫苗的儿童体内产生的皮质醇（一种应激激素）与同时接种两种疫苗的儿童体内产生的皮质醇一样多。

推荐的程序表中给出的接种疫苗的数量和组合是否会使免疫系统不堪重负？

简单来说，不会的。

一些家长担心免疫接种程序表排得太密集，对于儿童的免疫系统来说负荷太大。疫苗是通过提呈抗原给机体，进而刺激免疫应答来发挥作用的。重要的是要记住这些抗原是疫苗所预防的细菌或病毒的一小部分。疫苗中包含的抗原数量，即使儿童同时接种 4 到 5 种疫苗，也远远少于实际感染时体内的抗原数量——甚至少于每天在环境中接触到的许多过敏原和细菌所携带抗原的数量。

我们如何知道推荐的程序表是安全的？

从使免疫系统不堪重负到可能导致神经发育或自身免疫病的发展，许多人都对同时接种几种能共同刺激免疫系统的疫苗的影响存在疑问。

疫苗安全是免疫实践咨询委员会在形成建议时考虑的众多信息之一。与接种疫苗的好处相比，接种疫苗的成本中有一部分是与接种疫苗相关的潜在的副作用。因为在疫苗获得许可所需开展的所有研究中都会对副作用进行密切监测，所以免疫实践咨询委员会可以获得这些信息。这些安全性研究包括对联合接种疫苗可能产生的副作用进行评估。

一些研究在完成推荐的疫苗系列的组配之后评估了潜在副作用的风险，并探讨了对神经发育或自身免疫病的发展的担忧。正如第 5 章总结的，美国国家医学院撰写了一份被认为最权威的证据评估报告，对有关这一主题的所有现有文献进行了系统的回顾，其结论高度肯定了推荐的免疫接种程序表的安全性。

免疫规划如何了解人群需要什么疫苗？

一旦提出建议，在不知道谁应该接种疫苗以及何时接种疫苗的情况下，提供者就无法实施这些建议。所有的免疫规划都有一定的标准，记录疫苗何时接种以及为谁接种。在美国，免疫接种史是个人医疗记录的一部分，免疫接种信息通常要报告给由州或地方卫生部门维护的登记处,该登记处负责跟踪居住在某一地区的个人接种的所有疫苗。尽管登记数据的完整性可能因人而异,但整合数据既可用于确定应接种疫苗的个人,也可用于衡量免疫接种率以确定其在不同人群之间的差异。

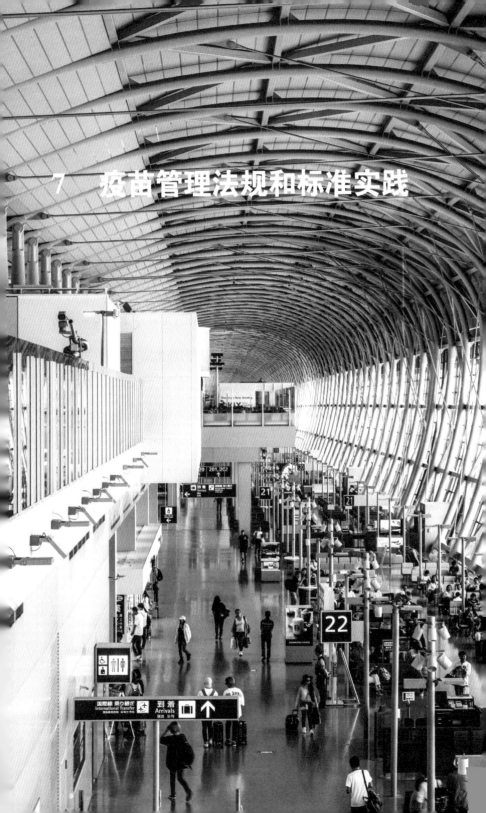

7 疫苗管理法规和标准实践

　　尽管疫苗已被证明可在个人和公共卫生水平上显著改善健康状况,但将免疫接种作为一项公民要求来实施长期以来一直是冲突的根源。这一问题的核心就是疫苗具有个人选择和公共利益的双重性质,它们的作用不仅在于防止接种疫苗的个人感染疾病,还在于防止疾病传播。免疫接种是影响他人的个人决定,这使疫苗政策直接进入了公共卫生政策的激烈论争领域。公共卫生政策在许多方面影响我们的生活(有些人更会认为,这会改善我们的生活)。例如,禁止在餐馆吸烟的法律可以防止人们接触二手烟,就像必要的卫生局许可证可以降低患食源性疾病的风险一样。在上述情况下,为了公共利益——预防在社区内传播的疾病,个人自由都会受到限制。疫苗政策是公共利益和个人自由之间可能存在紧张关系的一个例子。

什么是疫苗政策?

　　"疫苗政策"一词涉及广泛的问题,包括公共疫苗要求、确保安全的许可要求、免疫接种建议、增加免疫接种机会的项目(例如美国儿童疫苗计划)的筹资策略以及提高疫苗接种意识的外联项目等。疫苗政策的目标就是在社区内实现足够高的免疫接种率,从而通过阻止疾病传播来降低风险,也就是实现群体免疫。大多数国家的疫苗政策的核心是免疫接种要求。这可以表现为社区内的个人在疫情暴发期间被要求接种疫苗,或将接种疫苗作为参与某些活动的条件,在这些活动中接触疫苗可预防疾病的风险很高。例如,在美国,所有 50 个州都要求学生在进入幼儿园或中学之前接种指定疫苗。许多医院要求卫生保健工作者接种特定疫苗,并以此作为聘用条件之一。

强制接种疫苗的历史如何？ 有哪些法律先例？

自 18 世纪末在面临天花暴发的城市首次强制实施天花疫苗接种以来,美国一直存在关于免疫接种要求的冲突。这个特殊的问题最终导致了 1905 年美国联邦最高法院雅各布森诉马萨诸塞州(Jacobsen v. Massachusetts)一案,雅各布森以侵犯个人自由为由,拒绝遵从马萨诸塞州的接种天花疫苗或缴纳 5 美元罚款的要求。最高法院支持疫苗要求的合宪性,其前提是,各州可以强制实施免疫接种"以使本州免受威胁其民众安全的流行病的侵袭":

> 美国宪法保障的自由……不是绝对权利……并

非完全不受约束。为了共同的利益,每个人都必须受
到多方面的制约⋯⋯以每个人都是自己的法律为规
则的社会很快就会面临无政府状态和混乱。

在 1922 年的楚赫特诉金(Zucht v. King)一案中,最高法
院支持地方政府的一项命令,即入读公立学校必须接种指定疫
苗。这为州和地方市政当局制定自己的免疫要求、允许豁免和
执行机制等标准提供了先例。后来,在 1944 年普林斯诉马萨
诸塞州(Prince v. Massachusetts)一案中,最高法院的裁决对
父母基于宗教信仰拒绝为孩子接种疫苗的权利产生了广泛影
响。一位母亲声称,她有权让自己 9 岁的孩子在街上散发宗教
小册子,最高法院裁定这种做法违反了童工法。最高法院裁
定,宗教自由并不能凌驾于童工法之上,同时还针对拒绝接种
疫苗和宗教信仰发表了评论:

> (父母)不能以宗教为理由要求免除为孩子强制
> 接种疫苗,也不能要求免除为自己强制接种疫苗。自
> 由信仰宗教的权利不包括让社区暴露于传染病的自
> 由。父母有自由让自己成为殉道者,但这并不意味着
> 他们有自由⋯⋯让他们的孩子成为殉道者。

后面这起案件也涉及平等保护和儿童权利：根据美国宪法第十四条修正案的平等保护条款，包括儿童在内的每个人都应该受到免于受伤害的平等保护。由于疫苗接种的目的是预防疫苗可预防疾病带来的危害，这一条款意味着不接种疫苗的决定可能侵犯儿童受保护的权利。事实上，在两个不允许执行入学免疫接种要求非医学豁免的州，它们各自的州最高法院裁定这种豁免违反了美国宪法第十四条修正案。

即使有这些先例，入学免疫接种要求也没有成为美国疫苗政策的主要特征，直到 20 世纪 60—70 年代，各州开始立法应对在校儿童中暴发的麻疹。在此之前，许多卫生部门只要求将免疫接种作为一项紧急行动来阻止疫情暴发；从这时开始，州立法机构要求将免疫接种作为入学的条件，以防止疫情暴发。

支持免疫接种要求的基本论据是什么？

在学校和社区消除多种主要的儿童期疾病是需要免疫接种的一个很好的理由，疫苗要求通常会促成高免疫接种率。更多的人受到了保护，疾病就会减少，疫苗可预防疾病的传播机会也会减少。因为疫苗预防疾病的有效性已经得到了证实，同时接种疫苗（或不接种疫苗）的决定有可能影响其他人，所以免疫接种要求符合"有利"（带来益处）和"不伤害"（不造成损伤）两大伦理原则，同时也能促进"公正"（通过集体努力实现个人正义）。

反对免疫接种要求的基本论据是什么？

免疫接种促进公正的论点被一个论据所反驳，即免疫接种的好处可以在没有个人参与的情况下实现：如果一个高度免疫社区内的某个人选择不接种疫苗，他仍将通过社区的集体免疫与疾病绝缘。有些人可能还认为，如果存在对疫苗安全性的担忧，那么免疫接种就不符合不伤害原则。

在更实际的层面上，由于疫苗可预防疾病的威胁似乎不那么紧迫，公众对疫苗要求的抵制有所增加。这样，当代社会对疫苗的看法就受到了影响，因为疫苗已经有效降低了疾病的可见度。这在一定程度上解释了为什么抵制疫苗的情况在增加，因为对疫苗安全性的担忧已经超过了对疾病的担忧。在这一点上，重要的是要记住，为了获得许可和推荐，疫苗必须符合非常高的安全标准，而且必须符合不伤害原则以证明要求的合理性。

免疫接种要求也违反了其他伦理原则,例如自主原则。个人最终有权选择是否接种疫苗,即使存在免疫接种要求,个人也可以选择不接种疫苗并承担可能产生的任何后果,以此满足要求。不接受入学免疫接种要求可能意味着孩子不能入学;不接受工作场所免疫接种要求,个人可能会失去工作。这样,选择就不是完全自由的,是违背了自主原则的。人们也可能认为免疫接种是强制性的,因为选择的成本可能很高,所以看起来并不像是一种真正的选择。

美国的免疫接种要求是什么?

美国疫苗政策的基础是入学免疫接种要求,它要求所有没有医疗禁忌证的学生在进入幼儿园之前(某些州要求进入中学之前)接种特定疫苗。各州对特定疫苗的接种要求各不相同,这些要求只适用于接受州或地方资助的学校,私立学校和教区学校也有自己的免疫接种要求。(这种公立和私立差异的一个例外是加利福尼亚州,该州通过了一项入学免疫接种要求,适用于公立和私立学校,并要求未获得豁免且未接种疫苗的儿童必须在家接受教育。)

在要求接种疫苗的学校，家长必须在学年开始的某个日期之前提供免疫接种记录，证明儿童已接种疫苗，或提交免疫接种豁免证明。没有豁免证明，未接种疫苗的儿童将不允许继续上学。然而，要求的执行情况因学校而异；免疫接种记录必须在规定日期前呈报给州政府，但未获得豁免且未接种疫苗的儿童的去留最终由学校决定。入学免疫接种要求与完全强制接种疫苗不同，入学免疫接种要求是在公立学校上学的条件，但

在美国，入学免疫接种并不是绝对要求
Photo by Jan Antonin Kolar on Unsplash

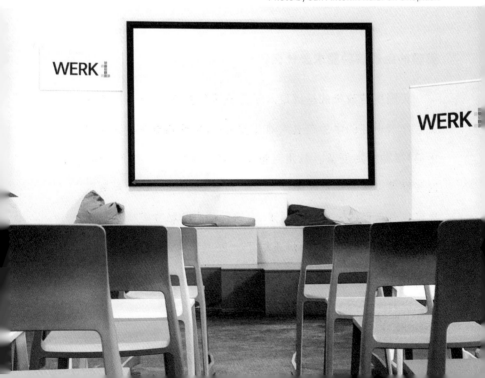

不是绝对要求,因为家长和儿童有机会选择不入学或选择可能没有类似要求的非公立学校。

入学免疫接种要求的好处是什么?

入学免疫接种要求是为了尽量减少学龄儿童中疫苗可预防疾病的发病率,这些儿童由于彼此接触,特别容易在学校环境中受到感染。许多疫苗可预防的儿童期疾病在幼儿中最为流行,学校环境也为疾病传播提供了许多机会。

入学免疫接种要求还有附带的好处。从公共卫生政策的角度来看,要求入学前接种疫苗是确保社区高免疫接种率的有效途径。当要求入学前接种疫苗时,该要求将推进免疫规划确保所有儿童都能获得所需疫苗,这意味着入学免疫接种要求促进了免疫接种的公平性。此外,学校的要求也影响了人们对疫苗的看法,那些要求接种的疫苗似乎是更重要的,可能会得到疫苗提供者更有力的推荐,而那些没有要求接种的疫苗可能不会以同样的方式得到优先考虑。最后,入学免疫接种要求默认父母为孩子选择了接种疫苗,如果父母拒绝让孩子接种疫苗,需要特意说明。这也使疾病预防成为常态。

　　有趣的是,美国是少数几个要求入学前接种疫苗的国家之一。其他的国家可能要求学生在学校接种疫苗,或在疫情暴发期间阻止未接种疫苗的学生上学,并且不对这些学生的出勤率作具体要求。

如何拒绝入学免疫接种要求?

　　尽管美国的每个州都有入学免疫接种要求,但每个州也允许某种形式的豁免,以承认个人选择自由并保障疫苗安全性。豁免类别有三种:医学的、宗教的和哲学的。它们的应用在各州之间有很大的不同。

　　美国所有 50 个州都允许对那些对需要接种的疫苗有医学禁忌证的儿童实行医学豁免——例如,免疫系统受损的儿童不能接种麻疹-流行性腮腺炎-风疹三联疫苗等活病毒疫苗。任何这类医疗状况都需要卫生保健提供者提供文件并经核实。在密西西比州、西弗吉尼亚州和加利福尼亚州这几个州,医学豁免是唯一可获准的疫苗豁免类别。

　　宗教豁免和哲学豁免在各州是没有统一标准的。目前,美国有 47 个州允许宗教豁免,有 18 个州允许哲学豁免,华盛顿哥伦比亚特区也允许宗教豁免。宗教豁免和哲学豁免的定义都很宽泛，可以包括任何反对接种疫苗的信仰、道德或宗教。

在这诸多的豁免类别中，父母需符合多项规定才能获得豁免。在一些州，只有父母提交宗教领导者的书面声明，表明接种疫苗违反他们的教义，才能申请宗教豁免。在其他州，宗教豁免适用于任何不支持接种疫苗的信仰、道德或宗教，而所需要的只是父母的书面声明，说明为什么他不希望自己的孩子接种疫苗。还有一些州可能要求提供疫苗接种教育文件，并签字确认父母和儿童已被告知不接种疫苗的风险。

豁免政策对免疫接种率有什么影响？

截至 2015 年，在允许宗教和 /或哲学豁免的州，非医学豁免率从 0.4％到 6.2％不等。州内各个社区的豁免率差别可能更大，2010 年，华盛顿州各县之间的豁免率从 1.0％到 25.3％不等。最近的研究评估了不同的豁免政策如何影响豁免率和疫情暴发风险。这些研究将豁免政策归类为"容易"（如只需要父母声明）、"中等"（如需要卫生保健提供者签字）或"困难"（如需要公证），然后调查各地区的豁免率和相应疾病的发病率。

结果表明,一个州的豁免政策难度越高,该州的豁免率越低。在豁免率较高的县和人口普查区,百日咳和麻疹等疫苗可预防疾病的发病率更高。例如,与按要求接种所有疫苗的儿童相比,获得疫苗接种豁免的儿童患麻疹的风险要大得多(是前者的 35 倍),而且随着地区疫苗接种豁免率的上升,麻疹的发病率也在上升。在 2010 年加利福尼亚州百日咳疫情暴发期间,非医学豁免率较高的人口普查区出现大量百日咳病例的可能性比其他地区高2.5倍。在纽约州,平均豁免率超过 1% 的县的百日咳发病率明显更高。

疫苗接种豁免法律是如何随着时间变化的?

过去十多年,疫苗接种豁免问题的争论双方都在努力收紧或放松疫苗接种豁免法律。从 2009 年到 2012 年,18 个州共提出了 31 项议案,以使获得豁免变得更加容易。这些议案都没有通过,但随着越来越多的家长根据现有规定提出申请,一些州的豁免率有所上升。与此同时,5 个州提出议案以加大获得豁免的难度,最终通过了 3 项议案。

2015 年,加州迪士尼乐园暴发麻疹疫情,并蔓延至其他几个州,最终影响了 147 人,其中大多数人未接种疫苗或免疫状况不明。此后,豁免要求受到了公众的高度重视。虽然在较小的社区也发生过更大的疫情,但与高度开放和热门的景点有关的麻疹疫情使人们注意到了豁免政策对疾病风险的潜在影响,并促使一些州收紧疫苗接种豁免法律,特别是因为大多数在疫情中感染的人是由于选择不接种疫苗,或者他们的医疗条件使他们无法接种疫苗而感染的。

自 2015 年美国麻疹疫情暴发以来,疫苗接种豁免立法发生了什么变化?

2015 年麻疹疫情暴发之后,加利福尼亚州通过了一项广受关注的议案,取消了所有适用于公立和私立学校入学免疫接种要求的哲学豁免和宗教豁免。如今,该州未接种疫苗且未获得医学豁免的儿童必须在家接受教育(有特殊需要的儿童除外)。罗得岛州通过了一项法律,废除了哲学豁免,现在该州只允许在可以提供文件的情况下获得医学豁免或宗教豁免。截至 2017 年,有 9 个州有教育授权,如果父母希望他们的孩子获得非医学豁免,父母就必须接受关于疫苗风险和益处的教育。

其他类型的强制性免疫接种政策还有哪些?

可能要求进行免疫接种的其他场所包括卫生保健机构和日托中心,在这些地方,雇员接触疫苗可预防疾病(以及随后将疾病传染给他人,特别是易受感染的个人)的风险很高。这类政策的一个例子是针对卫生保健工作者的流感疫苗接种要求。在美国,大多数卫生保健机构要求员工在工作期间必须有乙肝疫苗和麻疹-流行性腮腺炎-风疹三联疫苗的接种记录。然而,需要每年进行的流感疫苗接种仍是一个较大的挑战。

多年来,卫生保健工作者已被确定为流感疫苗接种的优先人群。为卫生保健工作者接种疫苗的做法已得到美国和国际上多个专业和公共卫生协会的广泛认可,大多数卫生保健机构已采取举措为其全体工作人员接种流感疫苗。支持卫生保健工作者接种流感疫苗的因素有多种,其中最令人信服的是其保护一旦患重症流感就将面临极高风险的患者的潜力。

流感具有高度感染性,很容易被传播,这意味着照顾感染了流感病毒的患者的卫生保健工作者自己会患病,接着将流感传染给其他人。此外,卫生保健工作者更有可能接触到不能接

种流感疫苗或接种了疫苗也无法获得免疫的患者，因此他们对
病毒的免疫力至关重要。接种流感疫苗还可通过降低卫生保
健工作者患病、缺勤和将流感传染给家人的可能性来保护卫生
保健工作者。基于所有这些原因，为卫生保健工作者接种流感
疫苗被认为是一种患者安全策略，并符合本章前面讨论的一些
伦理原则。

　　然而，卫生保健工作者中的免疫接种率一直处于较低水
平，原因多种多样，包括对疫苗有效性的信心、对感染流感以及
将流感传染给他人的风险的认知，以及缺乏获得疫苗的便利途
径。卫生保健机构采取了各种各样的策略来克服这些障碍，但
仍然难以大幅度提高免疫接种率。这导致卫生保健机构对卫
生保健工作者提出了更严格的免疫接种要求，包括但不限于在
不遵守规定的情况下失去就业机会。

还有其他场所要求进行免疫接种吗？

　　美国军队对其人员实行强制性免疫政策。具体要求取决
于个人的部署及其带来的接触风险，因此除了建议所有成人接
种的疫苗外，一些军事人员可能还需要接种天花疫苗或炭疽疫

苗。接种疫苗是现役人员的服役条件,除非确认他们可获得医学豁免。

　　一些学院和大学要求学生在入学前接种特定疫苗,特别是如果学生将住在校园宿舍时。在那里,他们接触疫苗可预防疾病的风险可能更高。例如,一些学院和大学要求学生接种脑膜炎球菌疫苗。这些要求可以通过注册等策略来执行,例如对任何缺乏指定疫苗接种证明的学生不予注册。

大学生注册时需提交指定疫苗接种证明
Photo by Changbok Ko on Unsplash

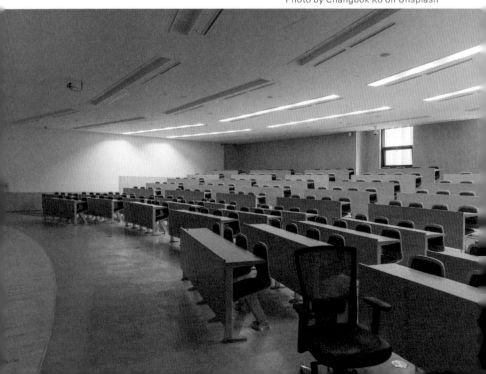

　　某些类型的旅客和移民,包括来自黄热病常见国(通常在撒哈拉以南非洲和南美洲地区)的个人,也可能需要接种疫苗。黄热病是一种由蚊子传播的疾病,可导致严重的甚至致命的感染,任何来自黄热病常见国的人都可能被要求提供疫苗接种证明,以防止黄热病的输入。如果没有疫苗接种证明,在有相关要求的情况下,旅客可能被拒绝入境。对于移民美国的个人,在移民体检时,大多数列入常规免疫接种程序表的疫苗都是入境时必须接种的。

入境也有对应的免疫接种要求
Photo by Bao Menglong on Unsplash

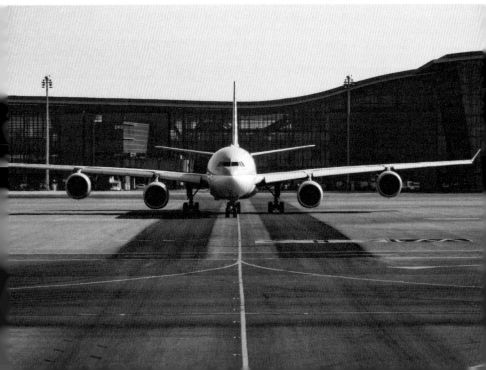

为了提高免疫接种率，还可采用其他哪些政策策略？

要提高免疫接种率，还可采用其他公共卫生政策。这些政策可能包括宣传策略，例如公共服务通告和其他媒体活动，以提高大众对疫苗和疫苗可预防疾病的认识。各国政府还可以制定旨在增加疫苗可获得性的政策，以此作为提高免疫接种率的另一种方式，例如资助美国儿童疫苗计划等政策，或允许在药店和学校等非卫生保健场所提供疫苗等政策。对免疫接种给予财政奖励（或对不接种疫苗施以惩罚）等策略也得到了运用。在澳大利亚，家有符合免疫接种要求的 18—24 个月或 4—5 岁儿童的家庭可获得免税现金。在斯洛文尼亚，若子女未接种指定疫苗，则其父母必须缴纳罚款。其他国家在提供营养服务的同时提供免疫接种服务，以此作为一种激励措施，或者开展免疫接种活动，卫生保健工作者上门或到社区提供服务，使尽可能多的人获得免疫接种。

还有其他国家实施强制性免疫接种政策吗？

不同的国家实施各种各样的公共卫生政策来提高免疫接

种率,但很少有国家实施与美国类似的强制性免疫接种政策。如前所述,斯洛文尼亚要求在儿童满 18 个月之前为其接种针对 9 种疾病的指定疫苗,否则家庭将面临罚款。加拿大有 3 个省要求在儿童入学前为其接种指定疫苗,但与美国一样,家长也可以申请医学、宗教或哲学方面的豁免。其他国家也有针对特定情况的强制性免疫接种政策,拉脱维亚只要求免疫接种服务提供者和国家机构工作人员接种疫苗,但它要求所有卫生保健提供者必须从拒绝接种疫苗的个人或家长那里获得签字;比利时只要求接种脊髓灰质炎疫苗。世界卫生组织没有任何关于强制性免疫接种的官方政策,但支持如果免疫接种率下降或出现疫情,那么有必要在一些场所实施强制性免疫接种政策。

除了免疫接种之外,还有什么方法可以预防疫苗可预防疾病的传播?

只要存在对免疫接种要求的豁免,就总是会有个人没有接种疫苗。因此,有时候有必要采取其他措施来降低接触和传播的风险。例如,未接种疫苗的儿童在疫情暴发期间或已知会接触疫苗可预防疾病的情况下,可能不允许上学。未接种疫苗的儿童也可能会被隔离(与他人分隔开)一段时间,以确保他们不会发病并将疾病传染给他人。未接种流感疫苗的卫生保健工作者可能无法与某些患者接触,或可能被要求在流感季戴口罩,以最大限度地减少将疾病传染给他人的机会。免疫接种有各种替代策略,但未接种疫苗的人确实会受到活动限制。

如果个人或家庭拒绝接种疫苗,那么卫生保健提供者该怎么做?

在最近的调查中,大多数儿科医师报告每月至少碰到一次个人或家庭拒绝接种疫苗的情况,有约 90% 的儿科医师报告碰到过要求推迟接种所推荐的疫苗的情况。当碰到这种情况时,儿科医师可以接受请求并继续提供保健服务,也可以提供咨询服务并将相关情况记录下来,可能的话还会计划在另一个时间与拒绝接种疫苗的个人或家庭重新讨论这个问题。一些儿科医师可能会接受推迟接种疫苗的要求,即使他们并不赞同这样的决定。在其他情况下,诊所可能会制定一项政策来打消那些拒绝接种疫苗或者不遵循推荐的免疫接种程序表的个人或家庭的念头。这对儿科医师来说可能是一个艰难的决定,他们可能认为接受推迟或不接种疫苗的要求就无法履行提供标准卫生保健服务的道德义务,而且照顾不按程序表接种疫苗的就诊者,可能会损害诊所内其他就诊者的安全。另一方面,儿科医师也可能想要维持他们与家庭的关系,继续提供其他方面的保健服务,这也是卫生保健的一部分。

卫生保健提供者是否应承担任何责任?

如果一名儿童在卫生保健提供者的诊所里从未接种疫苗的儿童那里染上了疫苗可预防疾病,或未接种疫苗的儿童染上了疫苗可预防疾病,卫生保健提供者可能会觉得自己有责任。这就是为什么拒绝接种疫苗的情况通常会被记录在个人医疗记录中,且会附上一份声明,确认拒绝接种疫苗的个人或家庭已被告知接种疫苗的风险和益处,并已了解不接种疫苗的风险。

卫生保健提供者是否可以要求拒绝接种疫苗的个人或家庭离开诊所?

一般来说,卫生保健提供者的目标是与个人或家庭保持关系,以便有一个平台继续与对方就免疫接种进行对话,并继续为其提供卫生保健服务。但是,如果个人或家庭拒绝或推迟接种疫苗,影响了卫生保健提供者对他们的信任或提供普通保健服务的能力,卫生保健提供者可以选择将其转到其他诊所。2016年,美国儿科学会在一份政策声明中也提出了这一指导办法。在某些情况下,个人或家庭会寻找一家有明确的免疫政策(包括不接纳拒绝或推迟接种疫苗的个人或家庭)的诊所。其他个人或家庭可能会寻找愿意提供其他的免疫接种程序表的卫生保健提供者。

诊所不接纳拒绝或推迟接种疫苗的个人或家庭的潜在后果是什么? 一些人可能会说,这样会失去提供关于免疫接种(以及其他方面的保健)的持续咨询服务的机会。此外,如果某些诊所更愿意接纳拒绝或推迟接种某些疫苗的个人或家庭,那么在这些诊所里可能会聚集未接种疫苗和疫苗接种不足的儿童,这可能会增加疫苗可预防疾病暴发的风险。

为什么不同的卫生保健提供者会有不同的免疫政策，尤其是在有常规推荐免疫接种程序表的情况下？

卫生保健提供者决定接受非常规免疫接种程序表的原因有很多。通常，请求是基于个人或家庭对疫苗安全性的担忧，而这是卫生保健提供者能够解决的问题。与个人或家庭保持关系就有机会教授他们相关知识以解决问题。另一方面，一些卫生保健提供者可能认为免疫接种是保健的核心要素，如果他们无法提供推荐的疫苗，他们就没有提供标准的保健服务，并可能使儿童面临感染疫苗可预防疾病的风险。这似乎违反了"不伤害"的伦理原则。一些卫生保健提供者可能对疫苗有自己的想法，对疫苗的安全性和有效性也有所质疑。尽管在整个美国的卫生保健领域，常规免疫接种程序表是统一的，但个体卫生保健提供者的经验、接受的培训和疫苗教育有所不同。这可能使得不同的卫生保健提供者产生不同的信念，进而导致他们在实践上有差异。

选择不给自己或子女接种疫苗的个人，是否曾被认为对使其他人接触疫苗可预防疾病负有责任？

生物伦理学家和法律专家就不接种疫苗可能造成潜在危害的个人责任问题进行了辩论。请考虑以下场景：一名幼儿的父母担心麻疹-流行性腮腺炎-风疹三联疫苗的安全性，因此选择不为该幼儿接种疫苗。随后，在2015年麻疹疫情暴发期间，这家人去迪士尼乐园游玩，然后回家。该幼儿很快就出现了发热和感冒的症状（麻疹出疹前的第一个症状），所以父母带该幼儿去看儿科医师。当时候诊室里有几个孩子，其中一些是1岁以下的婴儿，他们还太小，无法接种麻疹-流行性腮腺炎-风疹三联疫苗。后来，其中一个婴儿得了麻疹，病得很重，最后在医院住了几天院。受影响的婴儿的父母认为，未接种疫苗的幼儿的父母应对所发生的一切负责。受影响的婴儿的父母可否采取法律行动？

根据美国民事责任法，人们可以提出理由，要求未接种疫苗的儿童的父母对另一名（群）儿童被传染疾病负责。这个案件的论点是"是否违反了法律义务"。一些法院认为，任何自知患有高传染性疾病的个人都有责任采取适当的预防措施，要么提醒他人，要么自己阻断传播。然而，在迪士尼乐园的例子中，那对父母是否知道他们的孩子感染了一种高传染性的疾病，我们并不清楚。

这里需要考虑的另一个因素是原告确定因果关系的能力：他需要证明未接种疫苗的幼儿感染的麻疹病毒与受影响的婴儿感染的麻疹病毒是相同的。如果未接种疫苗的幼儿是婴儿患麻疹之前社区中唯一的麻疹病例，那么就更容易将这两个病例联系起来，幼儿将是婴儿接触的唯一病例。感染越普遍，确定因果关系就越困难。

在某些情况下，法院认为个人如果在知情的情况下将传染病（例如疱疹）传染给他人，那么他就对此负有责任。没有法律先例判定未接种疫苗的儿童应对使另一名儿童接触传染病负责。然而，在某些情况下，如果父母在其子女感染可治疗的疾病时拒绝让子女就医，从而导致子女受到伤害，则父母应承担刑事责任［这种情况下的法律先例有 2014 年的"宾夕法尼亚州诉沙伊布勒"(Commonwealth of Pennsylvania v. Schaible) 一案］。在"宾夕法尼亚州诉沙伊布勒"一案中，子女因感染疾病而死亡。在某些司法管辖区，如果父母在疫情暴发的情况下拒绝让其子女接种疫苗,法院也可能以疏忽照顾儿童的罪名提起诉讼。

　　有一些人提出了一种"不追究过失责任"的方法,以此强加不接种疫苗的决定的成本,而不是围绕责任辩论。在实践中,这将形成与不接种疫苗的估计成本(例如,与疫苗可预防疾病相关的公共成本)相等的税费,这类似于向不戴头盔的摩托车骑手收取更高的注册费。有人建议,从此类费用中积累的资金可用于支付疫情暴发时产生的公共成本费用。还有一些人建议提高不接种疫苗的个人的保险费。

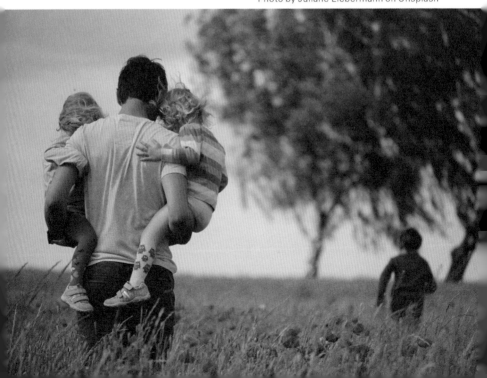

父母为孩子做免疫接种决定时应多加考虑
Photo by Juliane Liebermann on Unsplash

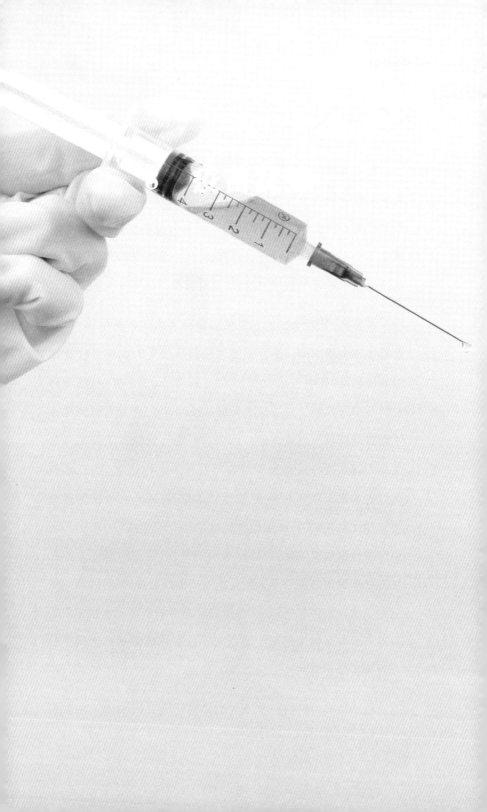

自从 18 世纪美国首次引入疫苗以来,关于疫苗的益处及其安全性的问题一直存在。由于广泛的疫苗接种使得疫苗可预防疾病不再那么流行,公众对这些疾病威胁的担忧减少,造成了一个事实和非事实混合的真空,其中最响亮的声音是那些质疑疫苗的作用和效果的声音,这就导致了疫苗犹豫。

在美国,针对学校的入学免疫接种要求的豁免申请中,疫苗犹豫是主要原因。另外一些对疫苗接受度的挑战影响着世界其他地区,其中包括 2003 年的一起事故,该事故中,尼日利亚的 5 个州抵制了脊髓灰质炎疫苗接种行动(而此时这些地区不断出现脊髓灰质炎病例),因为人们担心脊髓灰质炎疫苗是由西方国家主导的绝育项目的一种工具。1998 年,韦克菲尔德等人发表文章声称麻疹-流行性腮腺炎-风疹三联疫苗可能与孤独症有关,之后欧盟国家的麻疹-流行性腮腺炎-风疹三联疫苗接种率显著下降,导致麻疹疫情暴发,法国的情形尤为严重。日本卫生部撤回了人乳头状瘤病毒疫苗接种建议,原因是受到了来自众多家庭的压力,他们所描述的疫苗安全问题主要是基于强有力但未经证实的说法。所有这些例子都说明了公众对疫苗安全性的信心的转变和挑战。

疫苗接受(或犹豫)受个人对疫苗可预防疾病的了解和以

往经验的影响，也受到社交圈中的信仰和实践，以及社会政治因素（包括公共卫生系统在区域卫生保健服务中的作用和有效性）的影响。世界卫生组织免疫战略咨询专家组（Strategic Advisory Group of Experts on Immunization，SAGE）和美国国家疫苗咨询委员会（US National Vaccine Advisory Committee，NVAC，美国疾病预防控制中心的一部分）都成立了疫苗犹豫问题工作组。其他国家也致力于更好地了解疫苗犹豫，自 2000 年以来，关于这一主题的已发表文章的数量大幅增长。

什么是疫苗犹豫？

这个问题没有简单的答案。免疫战略咨询专家组在其出版物《疫苗信任状况》（*The State of Vaccine Confidence*）中将疫苗犹豫定义为：

受信任、自满、便利等一系列因素影响的行为。疫苗犹豫的个体形成了一个异质群体，他们对特定疫苗或一般疫苗接种有不同程度的犹豫不决。对疫苗犹豫不决的个体可能会接种所有疫苗，但仍对疫苗感到担忧；有些人可能会拒绝或推迟接种某些疫苗，但会接种其他疫苗；有些人可能会拒绝接种所有疫苗。

这个定义中特别引人注目的是与犹豫相关的动机多种多样。父母可能整体上支持接种疫苗，但可能不会优先让孩子接种疫苗，因为他们觉得疫苗可预防疾病带来的风险较低，或者接种疫苗的成本太高。这些动机还受到其他次要因素的影响，包括家人或朋友的信念和行动、通过大众媒体获取有关疫苗的信息以及卫生保健系统的以往经验。换句话说，疫苗犹豫是非常复杂的，影响犹豫的方方面面的因素会因个体和地区的不同而有所不同。事实上，即使审阅 1000 多份关于疫苗犹豫的研究文献也并不能确定一个通用的定义。相反，犹豫的核心是"疫苗信任危机"。

"疫苗信任危机"是什么意思？

疫苗信任危机指的是人们对疫苗和免疫接种服务系统的信任逐渐减弱。免疫战略咨询专家组将疫苗信任定义为对疫苗安全性和有效性、提供疫苗的卫生保健系统以及决策者动机的信任。当对其中任何一个方面的信任减弱时，信任危机会导致犹豫不决。

疫苗犹豫有何表现？

没有单一的特征、信念或行为与疫苗犹豫有特殊的联系。疫苗犹豫是信念和行为的一个连续体，从拒绝接种所有疫苗到拒绝接种某些疫苗，再到对疫苗有疑问但仍然接受接种建议。

需要再次指出的是，并非所有表现出疫苗犹豫的个体都对疫苗有负面看法。根据免疫战略咨询专家组对犹豫的定义，个体也可能因为自满（我不担心会患上一种疫苗可预防的疾病）、便利（我没有预约免疫接种，因为门诊时间与我的日程表冲突）、信任（因为担心疫苗副作用，所以我推迟给孩子接种某些疫苗）等问题而犹豫。同样是这些人，在接受接种建议之前，他们可能还想得到关于疫苗的一些问题的回答。

疫苗犹豫和反疫苗运动之间有什么区别？

疫苗犹豫是个体的一种行为表现，有时候是相当被动的。反疫苗运动的参与者是更积极地反对疫苗接种的个体。在美国, 反疫苗运动在 20 世纪 80 年代因公众对全细胞白喉-破伤风-百日咳三联疫苗的强烈抗议而受到关注。由于早期的百日咳疫苗是由百日咳杆菌全菌体灭活制成的, 疫苗携带了大量灭活细菌的抗原, 从而使机体产生了强烈的免疫应答。一些抗原唤起了神经系统的免疫应答, 这导致了各种各样的副作用, 包括高烧等, 某些情况下导致了脑病, 也就是有关大脑功能的任何变化。尽管机体出现这些状况后会自行恢复, 但这些状况也会给家庭带来痛苦, 并使人们对潜在的长期神经系统影响感到担忧。这些担忧在 1982 年的以"白喉-破伤风-百日咳三联疫苗: 疫苗轮盘赌"为主题的新闻专题节目中得到了广泛宣传, 该节目在各大新闻网站上播出。这一专题节目声称白喉-破伤风-百日咳三联疫苗会造成脑损伤, 而且是本来可以避免的损伤。更重要的是, 它提供了一个主流媒体平台, 让人们相信疫苗的安全性得不到保证。这促成了"不满的父母在一起"(Dissatisfied Parents Together)这一民间组织的成立, 这一组织在 1991 年成为了美国的国家疫苗信息中心 (National Vaccine Information Center), 也可能是当今对疫苗安全性和当前免疫规划发声最强烈的怀疑者。

为什么将疫苗犹豫归类为一种信仰很重要？

了解疫苗犹豫的异质性很重要,因为这种了解有助于制定有效的应对策略。一种方法并不适用于所有人。假设最终目标是提高人们对疫苗的信任度和总体接受度,那么针对不同的个体可能需要采取不同的方法。

疫苗犹豫有多普遍？

虽然近年来人们对疫苗犹豫的关注有所增加,但大多数人对疫苗总体上持积极的观点。根据 2015 年美国的一项盖洛普民意调查(Gallup poll),近 80％的受访者认为疫苗接种"非常"或"极其"重要。

然而,即使是那些持积极观点的人,也可能对疫苗的安全性、有效性、必要性(特别是在发病率较低的情况下)或一次接种的疫苗种数存在疑问或担忧。这项盖洛普民意调查还发现,9％的受访者认为疫苗比它们可预防的疾病更危险,而 2001 年只有 6％的受访者这样认为。此外,最近一项对美国儿科医师的调查发现,绝大多数(约 90％) 儿科医师每月从家长那儿收到至少一次拒绝或推迟接种一种疫苗的要求。在一个多州监测系统覆盖的儿童(他们至少未接种一种其年龄段建议接种的疫苗)中,估计有 13％的儿童疫苗接种不足,因为他们的父母选择拒绝或推迟为他们接种疫苗。极少数(不到 5％)家长拒绝为孩子接种所有疫苗。

父母表现出的疫苗犹豫影响儿童免疫接种率
Photo by Liv Bruce on Unsplash

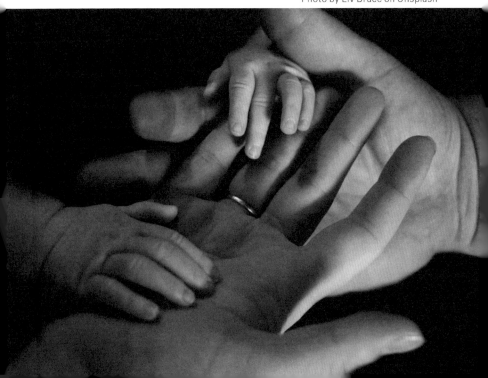

如何衡量疫苗犹豫？

要报告遇到父母拒绝或推迟接种疫苗的频率相对容易，但要确定这些要求背后的动机和信念则较为困难。以调查或深度访谈的方式询问父母与疫苗有关的态度和信念的不同问题，可以获得其中的一些信息，从而了解更多可能影响父母对疫苗的态度和信念的因素。也有一些新开发的工具可以提出一系列关于疫苗信念的问题，这些问题的答案有助于预测谁更有可能拒绝或推迟接种疫苗。然而，这些工具还没有在实践中广泛使用，因此并未产生可行的结论。

或许更具创造性的是，研究人员正在努力监测大众媒体和社交媒体，寻找可能影响公众对疫苗的看法的新问题。类似的方法已被有效地用于寻找新发传染病的迹象。

哪些人或多或少会表现出疫苗犹豫？

对于疫苗犹豫个体来说，是没有"类型"可以区别的。对疫苗犹豫产生影响的众多个体特征（社会经济状况、健康信念等），再加上疫苗犹豫在行为表现上的方式多种多样，都使得简单的类型归纳难以奏效。

然而，疫苗犹豫和科学否定主义之间已经产生了一种关联，即对一个已经建立了科学共识的事实的否定，例如，有人相信人类免疫缺陷病毒不会导致艾滋病，艾滋病只是科学家为了欺骗公众而编造的谎言。这样的信念可能会得到自称"专家"的人的支持，但这些"专家"内心却主张通过鼓吹没有可靠事实支持的信息来否认公认的知识。即使没有科学否定主义，相信信息的可靠性并区分事实和错误信息也变得越来越具有挑战性，尤其是在 2016 年美国总统大选之后，"另类事实"和"假新闻"等术语出现，意图使主流新闻报道失去合法性与正当性。

卫生保健提供者会对疫苗犹豫不决吗？

这是很罕见的，但也确实会。推荐的免疫接种程序表得到了几乎所有专业组织的认可，这些专业组织是由医生、护士和其他专职医疗人员组成的。然而，这并不意味着卫生保健提供者不能有自己的疫苗信念——有时，他们的个人信念会影响他们支持疫苗的力度。

　　卫生保健提供者不推荐宫颈癌疫苗就是提供者对疫苗犹豫不决的一个例子。由于人乳头状瘤病毒主要是通过性接触传播的，一些卫生保健提供者可能在与年轻的接种需求者谈论性行为时感到不安，或者认为年龄较大的接种需求者才需要接种宫颈癌疫苗。这些信念是一些卫生保健提供者不推荐宫颈癌疫苗的确切原因，特别是不向 11 岁和 12 岁年龄组的接种需求者推荐宫颈癌疫苗。然而，在大多数情况下，对宫颈癌疫苗犹豫不决的卫生保健提供者支持并强烈推荐其他常规推荐的疫苗。

　　有一小部分卫生保健提供者对所有疫苗都犹豫不决。加利福尼亚州一名获得美国儿科学会认证的儿科医师出版了一本书，推荐了另一份免疫接种程序表，该程序表推迟了常规推荐疫苗的接种时间。他的程序表是基于对疫苗安全性的担忧，尤其是对疫苗中铝接触的担忧。他的书还明显淡化了疫苗可预防疾病的风险，并指出，由于群体免疫，一些疫苗是不必要的。但他的许多主张是没有根据的，甚至与公认的证据相矛盾。

疫苗犹豫有什么影响？

当疫苗犹豫促使个人拒绝或推迟接种某些疫苗时，社区中就会有更多人易感染相应的疫苗可预防疾病。此外，当免疫接种率降至预防疾病传播所需的水平（即要达到群体免疫的水平）以下的时候，这些疾病会卷土重来，尤其是当未接种疫苗的个体密集居住在一个社区内时。近年来，百日咳和麻疹等其他疫苗可预防疾病的发病率显著上升。对这些疫情的研究表明，获得入学免疫接种要求豁免的儿童的比例与这些可预防疾病的发病率之间存在联系。

举例来说，一篇覆盖了40年来32份已发布的百日咳疫情报告的综述发现，与完全接种疫苗的儿童相比，获得入学免疫接种要求豁免的儿童患百日咳的风险高6～20倍。在25%的疫情中，60%～90%的百日咳病例是自愿不接种疫苗或不接种全部疫苗的。在加利福尼亚州和密歇根州的百日咳疫情中，豁免率较高的人口普查区更有可能是百日咳的集中发病区。

入学免疫接种要求豁免率和百日咳疫情之间的相关性也证明了州疫苗政策会影响到疫苗犹豫，进而影响免疫接种率。

如果在任何特定社区可轻松获得入学免疫接种要求豁免和个人信仰豁免,那么该社区暴发百日咳疫情的可能性就会增加。

疫苗犹豫导致疫情暴发会产生哪些实际成本和经济成本?

疫情暴发会使受影响的个人、家庭和社区付出巨大的经济和其他方面的代价。当儿童或成人患上一种疫苗可预防疾病时,可能需要去急诊室或卫生保健提供者那里就诊、接受药物治疗和住院治疗,这可能会导致生活或工作受到影响。一些疫苗可预防疾病(如脑膜炎球菌性脑膜炎)可导致永久性的损伤(如耳聋或截肢)。已有分析估计,百日咳疫情期间的医疗护理费用是每名成年患者181美元,每名受感染的婴儿2822美元。对于脑膜炎球菌性脑膜炎,人均医疗费用可达20万美元以上。

除了个人的医疗费用外,疫情还需要公共卫生部门介入,调查疫情并采取措施加以制止。这可能包括确定感染者的所有接触者以寻找其他病例、执行诊断测试和分发疫苗。根据疫情的规模和地点,公共卫生费用从1万美元到数百万美元不等。谁来支付这些费用? 主要是公共卫生部门,而它们通常并没有预算来应对疫情暴发这样的突发事件。(在此背景下,

2014 财年美国联邦卫生保健预算中只有 0.5％专用于公共卫生活动。)

如何消除疫苗犹豫？

随着免疫规划的不断发展,对疫苗的担忧可能会持续存在并增加。为了解决这一问题,科学和医疗机构有责任找到有效的策略来查明疫苗犹豫的潜在原因(疫苗接种的障碍)以及可能推动疫苗接受的因素(疫苗接种的促进因素)。本章的大部分内容都集中在探索障碍上。但是增加疫苗接种的促进因素有哪些呢？ 在大多数情况下,这些因素与便利、信任和自满有关,还可能包括获取途径、信念、意识和动机。因而针对每一个领域都需要不同的探索方法。

就疫苗进行沟通,以消除人们对疫苗的担忧或提高人们对免疫建议的认识,这是当务之急。然而,在即时获取信息的时代,以及在所有信息都被平等对待的互联网环境中,信息传播的方式与内容本身同样重要。个人的健康决策不仅取决于知识,还取决于他们对行动的想法和感受。科学界的信息内容只是这场博弈的一小部分。研究表明,给父母展示患有麻疹的孩子的照片或仅是描述就可增加父母对麻疹的了解,但也会强化父母对接种麻疹疫苗会产生副作用的想法(而不是强化对疫苗接种必要性的想法)。一篇覆盖 23 项评估不同的以家长为中心的教育材料有效性的研究的综述发现,只有大约一半的教育材料改善了家长对疫苗接种的态度或增强了家长为孩子选择接种疫苗的意愿。在诸如此类的研究中,压倒性的结论是,信息传播的方式确实很重要,可以说与内容本身同样重要。

　　卫生保健提供者仍然是想更多地了解疫苗的个人的首要信息来源,卫生保健提供者的建议与接种疫苗的可能性有关。卫生保健提供者也可以更好地根据具体问题调整信息内容或针对正面临的问题调整后续行动。开展公众教育和提高公众意识也可以向个人传播有关疫苗和疫苗可预防疾病的信息。要使这些活动产生效果,信息必须与疫苗相关且令人信服,特别是在当前关于疫苗的不准确信息如此之多,而且这些信息可能会同样让人信服的情况下。

人们从哪里获得关于疫苗的信息?

　　卫生保健提供者通常被认为是疫苗信息的首选来源,但越来越多的人正在将互联网作为其主要卫生信息来源,其中42％的人专门通过互联网查询疫苗信息。在分析这些统计数据时,需要注意的是,有75％的人信任互联网上的信息,只是偶尔评估一下来自网站的信息的可靠性,或者从不评估网站的信息是否可靠。相当一部分人还依赖于他们的社交网络圈获取疫苗信息,这意味着社交媒体已经成为疫苗和药物信息的主要信息源。这对科研机构来说是个坏消息,例如 YouTube(优兔)上关于疫苗的视频中,大约30％的视频含有关于疫苗的负

人们可通过互联网查询疫苗信息
Photo by Glenn Carstens–Peters on Unsplash

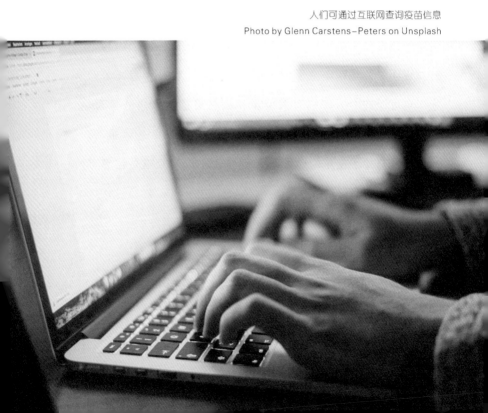

面信息,大约 50％的视频传播的是不准确的信息。

　　疫苗在大众媒体的报道中也变得更加突出。1982 年,一家主流新闻网站播出了以"白喉-破伤风-百日咳三联疫苗:疫苗轮盘赌"为主题的新闻专题节目,从那以后,有关疫苗安全性问题的报道不断登上各大新闻媒体的头条,其中很多报道影响了观众的想法。最近,疫苗也进入了政治讨论范畴,在最近的两次选举中,候选人直接讨论疫苗问题,有时在高度公开的平台上发布不准确的信息,甚至总统辩论中也出现了这样的情况。疫苗仍然是一个令人兴奋的政策问题,在可预见的未来也可能如此。

与疫苗有关的最可靠的信息来源是什么?

　　这个问题通常会被一个人已有的信念所弱化。一般而言,关于疫苗接种,卫生保健提供者被认为是可靠的信息来源。美国的一项具有全国代表性的调查中,82％的父母表示,他们依赖于孩子的卫生保健提供者提供的信息。然而,如前所述,个人也严重依赖互联网获取关于卫生保健的信息。在谷歌搜索引擎上输入"疫苗",很可能出现大量的网站和博客,其中许多会传播错误信息,有时还会传递非常鲜明的反疫苗信息。当然也有一些从卫生保健提供者、公共卫生官员和家长的角度,提供关于疫苗、免疫接种建议和疫苗政策的可靠信息的机构或组织,如免疫行动联盟(Immunization Action Coalition)、传染病患儿的父母(Parents of Kids with Infectious Diseases)、疫苗之声(Voices for Vaccines)、疫苗教育中心(Vaccine Education Center)、每个两岁的孩子(Every Child by Two)等。

如何评估信息的可靠性?

不断发展的媒体格局为每个视角和观点提供了易于访问的平台,这导致人们在搜索关于医学和科学主题的权威信息的时候面临着挑战。

人们在评估信息的可靠性时,重要的是要考虑信息的来源、语气腔调和内容。由于基本上任何个人或组织都可以撰写报告,所以关键的第一步是了解陈述者,包括专业背景,以及内容表达的目的;总的来说,这些因素决定了信息来源的可靠性。网站在提供赞助方、会员资格、网站内容和隐私政策等明确信息的同时,应坦率地说明其目的和目标受众。网站还应该公开其内容的选择过程,包括审查过程。表达医学主张时应列出参考文献。

这些信息是基于科学研究还是传闻？个人经历体验可能是一种令人信服的事例，但如果你正试图确定疫苗是否有潜在的副作用，那么某个人的经历并不能提供答案，有关的信息报告应该包括来自一项科学研究的信息，并提供一些关于如何完成这项研究的细节。此外，提供信息的方式也很重要，应该关注具体的事实，而不是观点或推论。而且这也是很难厘清的，因为信息通常是从表达者的视角来呈现的。

最后，当评估科学研究的结论或事实时，请记住并不是所有的科学研究都是可靠的研究。真正的研究是基于统计数据来判定干预或接触与结果之间是否存在显著关联的。为了做到这一点，一项研究需要有足够大的规模来找出一种关联，需要有一个比较（对照）组，并且所用的研究方法需要考虑到可能会使一种关联出现偏差或混乱的其他因素。最有说服力的研究是采用随机方法，即将人们随机分为接触组和对照组，以最大限度地减小偏差。可靠的研究结果也应该能得到其他研究的支持，在这些研究中，其他研究者对不同人群中的同一关联进行研究，也能获得类似的结果。这是一种重要的有效性测试方法。

9 展望未来

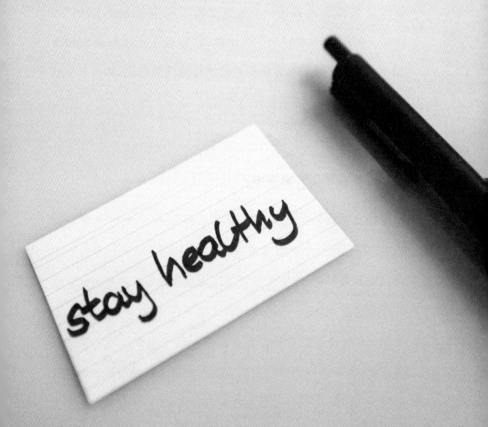

尽管公众面对疫苗时越来越犹豫不决,但疫苗仍然是社会促进公共卫生发展的最重要和最有影响力的工具之一。因此,免疫接种程序表将继续演变和扩充,以应对威胁我们人类的不断变化的疾病(包括新出现的传染病)。疫苗的持续重要性体现在公共和私人投资上,这些投资将陆续被投入研究中。2011—2020 年被世界卫生组织称为"疫苗十年",对研发和基础设施的空前投资可以确保疫苗的益处得到强化,并在全球范围内普及。那么,我们能期待什么?

有哪些新疫苗正在研发中?

根据世界卫生组织 2016 年的一份报告,大约 600 种针对110 种病原体的候选疫苗正在研发中,其中一些是已获得许可的疫苗的新剂型,但许多是针对还没有相应疫苗的疾病的。这些候选疫苗中,有一些不仅针对传染病,还针对某些疾病,如直到最近还无法预防的某些癌症。鉴于研发和生产疫苗需要大量投资,目前的研发是以疾病负担和候选疫苗预防疾病的承诺为指导的。人们投入了极大的努力和大量的资源,致力于研发以下疫苗:

①孕妇专用的针对呼吸道合胞病毒（respiratory syncytial virus, RSV）和 B 组链球菌（group B streptococcus, GBS）的疫苗；

②无须每年更换的通用流感疫苗；

③疟疾和肺结核疫苗；

④艾滋病疫苗；

⑤针对 A 组链球菌的疫苗；

⑥针对埃博拉病毒、寨卡病毒等新兴病毒的疫苗。

怀孕期间接种的疫苗

为什么针对 B 组链球菌和呼吸道合胞病毒的疫苗是为孕妇研发的？

B 组链球菌和呼吸道合胞病毒是新生儿和婴幼儿所患严重疾病的两种最常见的病原体。B 组链球菌是脑膜炎和血流感染的主要病原体，而呼吸道合胞病毒可导致严重的肺炎。这些感染的风险在生命的最初几个月是最高的，因此为孕妇接种疫苗（例如目前的百日咳疫苗，或白喉-破伤风-百日咳三联疫苗）有助于孕妇产生保护性抗体，这些抗体会传递给发育中的婴儿,保护婴儿自出生起就免受感染。对于 B 组链球菌,接种疫苗还可以降低母亲自己被感染并使婴儿接触病原体的可能性。由于许多孕妇体内特别是产道中携带 B 组链球菌,一些婴儿在母亲的分娩过程中可能会接触到这种细菌。医学专家已经制定了预防这种感染的方案(孕妇在怀孕期间接受检测,如果结果为阳性则接受抗生素治疗),但这些方案不能预防所有的感染,而且婴儿在出生后也可能发生感染。针对孕妇的疫苗可以在感染发生之前阻止感染。

婴儿在母亲的分娩过程中可能接触到细菌
Photo by Ignacio Campo on Unsplash

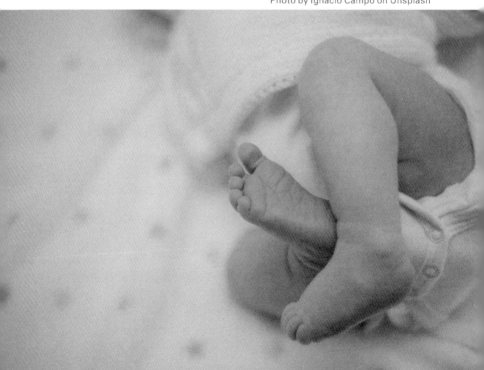

为孕妇研发疫苗面临哪些挑战？

尽管妊娠期间接种白喉-破伤风-百日咳三联疫苗和流感疫苗已经成为标准做法，但医生仍不愿向孕妇推荐任何药品，除非该药品经过了严格的安全测试。正如第 5 章所描述的，在疫苗研发期间以及获得许可之后，疫苗安全性得到了严格评估，但传统上疫苗临床研究并未纳入孕妇。对于目前正在为孕妇研发的疫苗来说，情况正在变化，疫苗研发将面临两个阶段的临床研究：第一阶段是在健康未孕的育龄妇女中进行研究以确定安全性；第二阶段是在孕妇中进行研究。

关于孕妇可接种疫苗的另一个问题是，这些疫苗是否将被包括在美国国家疫苗伤害补偿计划中，该计划覆盖了常规推荐给儿童的疫苗。由于儿童也接种流感疫苗和白喉-破伤风-百日咳三联疫苗，因此当孕妇接种这些疫苗时该计划甚至也覆盖了这些疫苗。然而，该计划并不适用于只给孕妇接种的针对呼吸道合胞病毒和 B 组链球菌的疫苗。美国儿童疫苗咨询委员会提出了这一问题，建议美国卫生与公众服务部提供将此类疫苗纳入该计划的途径。相关法律于 2016 年提出并通过，为该计划覆盖此类疫苗提供了途径。

预防新发传染病的疫苗

我们是否为埃博拉病毒和寨卡病毒等新兴病毒导致的感染的下一次暴发或大流行做好了准备？

西非的埃博拉病毒疫情和美洲的寨卡病毒疫情为我们敲响了警钟，我们需要加强疫苗研发准备工作，使人们能够在面对新的传染病时生存下来。世界卫生组织已经确定了可能在不久的将来会引发疫情的 10 种不同的病毒，其中也包括埃博拉病毒和寨卡病毒。及早鉴别未来疫情的威胁是很重要的，尤其是当我们反思 2014 年西非埃博拉病毒危机应对状况的时候。疫情暴发后不久，人们意识到为阻止传播所付出的努力没有起作用，疫苗研发（学术机构、世界卫生组织和制药公司之间的合作）起步较晚。等到一种候选疫苗似乎有效时，疫情已经结束，许多人已经受到影响了。

埃博拉病毒在西非肆虐时并不是一种新病毒，如果在疫情开始之前研发出新的疫苗，就可以更快地消灭疫情。这种水平的准备工作极具挑战性，是一个现实问题。疫苗研发过程中涉及的步骤太多，要求太死板，各国之间难以协调。就埃博拉病毒而言,这尤其具有挑战性,因为受影响地区缺乏启动疫苗研发的资源。

流行病防范创新联盟于 2016 年 1 月成立,目标是应对疫情。该联盟是一个公私合作的组织,包括 80 个组织和 200 名个人,以协调针对流行性传染病,特别是在无力购买疫苗的国家可能出现的疾病的疫苗研发。该联盟的 5 年预算为 10 亿美元(其中大部分来自国家政府和比尔及梅琳达·盖茨基金会等私人捐赠者),目标是在临床研究的第一阶段为 2~3 种重点疾病研发候选疫苗。通过这样做,该联盟将准备好疫苗,以便在发生流行或大流行时进行药效试验,从而加快应对疫情的反应速度。该联盟的工作还包括引导候选疫苗通过监管程序并建立国际储备,以使新疫苗能够被迅速运送到受疫情影响最严重的地区。

未来会有新的寨卡疫苗吗?

2015 年 8 月,巴西出生的小头畸形或大脑发育异常的新生儿的数量出现增长。2015 年 11 月,巴西卫生部宣布小头畸形与孕妇在妊娠期感染蚊媒寨卡病毒之间存在关联。寨卡病毒于 2015 年 4 月在巴西首次被发现,自那时起,它迅速蔓延至南美洲、中美洲和加勒比海，以及美国南部的一些地区。虽然大多数寨卡病毒感染并不会导致先天性问题，但寨卡病毒感染与婴儿大脑发育异常之间的关联构成了前所未有的公共卫生突发事件。随着病毒的传播，疫苗研发工作也在不断推进。

其他预防策略的不足放大了对疫苗的需求。人如果被携带病毒的蚊子叮咬了，则会被感染，但是也有记录在案的事例表明寨卡病毒可通过性接触传播，在初次感染后的几个月，病毒似乎仍然存活于某些体液（包括精液）中。尽管公共卫生部门在制定控制蚊媒疾病的措施方面经验丰富，但对于寨卡病毒这样快速传播、存活时间长、多媒介的病毒的感染，这些策略的效果并不明显。

对科学家来说，令人鼓舞的是，寨卡病毒与其他已经存在有效疫苗的蚊媒病毒是类似的。这为寨卡病毒疫苗的研发提供了蓝图。更具有挑战性的是确保寨卡疫苗的有效性，以及在产生严重后果的风险最高时决定为哪些群体接种疫苗以保护他们。为预防寨卡病毒导致胎儿出现先天性问题，孕妇可能会被列为疫苗接种的目标人群，她们需要在妊娠早期接种疫苗，因为小头畸形的最高风险与发生在妊娠早期或中期的早先阶段的感染有关。然而，许多妇女直到妊娠早期才知道自己怀孕了,到那时可能已经来不及诱导足够的免疫应答以提供保护。此外,为孕妇研发疫苗也面临基本挑战,这类研发需要在孕妇和未怀孕的成人中进行试验,以确认疫苗的安全性和有效性,这需要更长的时间。

另一种策略是为男性研发寨卡疫苗,以提供孕前保护。还可以为儿童研发一种疫苗,类似于预防风疹导致的先天性问题的策略。然而,这两种策略成功与否,取决于能否研发出一种能够激发人体对寨卡病毒长期免疫的疫苗。

无论采取何种策略,都必须首先进行疫苗研发,而且研发必须在紧迫性与疫苗安全性和有效性的必要确认步骤之间达到平衡。目前,几种候选疫苗已经成功地激发动物模型产生了良好的免疫应答,但到 2017 年 3 月,全球只有 3 种疫苗进入了第一阶段安全性研究,1 种疫苗进入了第二阶段临床研究。

为下一次流感大流行做准备

流行和大流行之间的区别是什么?

流行和大流行都是疾病大规模暴发的现象。流行是指一种传染病在一个社区或地区广泛蔓延。大流行是指传染病在更大的地理区域内蔓延。当一种新的病原体被引入一个社区时,这两种暴发都可能发生,因为没有已获得免疫力的个体,每个人都容易感染疾病。

流感就是一个很好的例子。流感病毒每年都在变化,通常变化很小,一些人会因为以前患过流感或接种过流感疫苗而获得免疫力。然而,流感病毒每年的变化足以导致新的感染(一种被称为"抗原漂移"的动态),因此每年都需要一种新的流感疫苗来匹配正在传播的病毒。流感病毒有时会发生更显著的变化,这被称为抗原转变。

最近一个抗原转变的例子是 2009 年出现的甲型 H1N1 流感病毒,它引发了全球流感大流行。在这场大流行中,一种新型流感在 2009 年 4 月首次出现在我们的视野里,到 2009 年 5 月,它已经蔓延至全世界。因为这是一种新型流感,人们无法从以前的感染或疫苗接种中获得抵抗新型流感的免疫力,接触甲型 H1N1 流感病毒时更容易生病。这导致了病毒的迅速扩散——许多感染者将病毒传播给大量易感人群。由于 2009 年甲型 H1N1 流感病毒影响了世界上多个国家,因此这次疫情被称为大流行。流感每年因抗原漂移而引起流行,每隔几十年因抗原转变而引起大流行。

抗原漂移和抗原转变是如何发生的？为什么其他病毒或细菌不会出现这种情况呢？

病毒和细菌会尽其所能增加生存的机会。因为它们非常小，拥有相当简单的遗传物质，所以它们繁殖快，还能产生微小的突变，帮助它们生存下去。因此，对于流感病毒，当它引起感染时，人的身体会产生抗体来杀死病毒。然后病毒会尝试改变，使这些抗体无法识别它。人体产生的抗体附着在流感病毒表面的两种蛋白质（血凝素和神经氨酸酶）上。这也是病毒很容易改变的部分。因此，研究人员正在努力寻找新的方法来生产不依赖于这些不断变化的表面蛋白的流感疫苗。

当来自两种不同类型的流感病毒的基因混合在一起时，特别是当一种来自人类，另一种来自其他动物时，也会出现新的流感病毒毒株。通常，感染动物的流感病毒不知道如何在人体内生存，但在极少数情况下，当上述两种不同的病毒的基因结合时，新病毒就可能能够在人体内生存。这就是公共卫生部门如此密切地监测禽流感的原因之一。

我们是否离获取不必每年更换的流感疫苗越来越近?

我们已将大量资源和关注度投入流感疫苗研发中,特别是改进疫苗生产技术和提高疫苗有效性两个方面。通用流感疫苗的研发也是优先事项之一,但事实证明,它具有挑战性。一种通用疫苗应该能够识别病毒不会发生变化的部分,并激发足够好的免疫应答以提供保护。一些候选疫苗专注于血凝素蛋白的不同部分,目前的疫苗使用的是该蛋白的顶部,而较新的

流感疫苗仍需每年更换
Photo by CDC on Unsplash

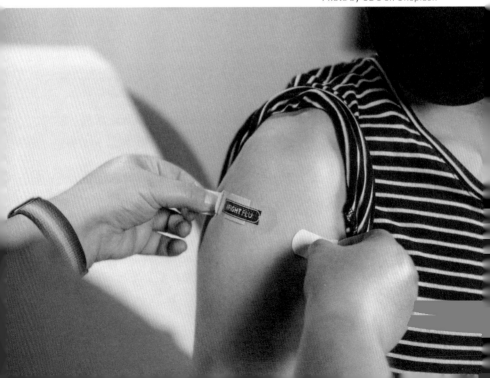

候选疫苗使用的是该蛋白的柄部，这个部位更稳定。其他候选疫苗专注于不同的病毒蛋白，但这些候选疫苗只能使感染不那么严重，而不能完全预防感染。最后，一些候选疫苗使用辅助物质或佐剂，有助于增强不同流感病毒毒株之间可能共有的蛋白质诱发的免疫应答。这些新的可能性可能意味着流感疫苗不必每年更新，但大多数候选疫苗仍处于临床前或早期临床研究阶段。

流感疫苗研发的另一个焦点是速度，即找到一种更快地生产更多疫苗的方法。当前的疫苗生产依赖于鸡胚，这导致了需求最大的时候很难扩大生产规模的问题，特别是在低收入国家。一些新的疫苗不需要使用鸡胚来培养流感病毒，这些疫苗被称为基于细胞培养的流感疫苗。

人类免疫缺陷病毒疫苗

我们离预防人类免疫缺陷病毒的疫苗越来越近了吗？

据世界卫生组织估计，全世界约有 3530 万人感染了人类免疫缺陷病毒。虽然有效药物的研发大大降低了感染人类免疫缺陷病毒后相关疾病的患病率和病死率，但每年仍有 150 多

万人死于人类免疫缺陷病毒或相关疾病的感染,每天估计新增
6300 名感染者,主要是在缺乏卫生保健和药物的低收入和中
等收入国家。然而,在美国的某些群体中,包括年轻人,人类免
疫缺陷病毒新发感染人数也保持稳定或有所增长。这表明,现
有的预防策略没有保持其大幅度降低感染率的能力,这突显了
将疫苗研发作为一种潜在解决方案的必要性。

　　然而,在人类免疫缺陷病毒疫苗研发开始后的 30 多年来,
有效的疫苗尚未问世。30 种候选疫苗已经在超过 85 次试验
中得到了测试,但是没有一种通过了有效性审查。离通过审查
最近的候选疫苗是 RV144,但是 2009 年研究人员发现其有效
性仅为 31.2%,并不足以投入生产,即使如此,它也确实为新
候选疫苗提供了良好的基础。

　　为什么研发人类免疫缺陷病毒疫苗如此具有挑战性? 这
主要是由于病毒本身。人类免疫缺陷病毒是一种变异频繁的
病毒,科学家很难找到稳定的疫苗靶点。众所周知,人类免疫
缺陷病毒难以捉摸,它会避开免疫系统,躲藏在不同的器官系
统中,这使得科学家很难确定病毒的哪个部位可以作为引发免
疫应答的靶点。最近,科学研究方面的转变也导致对人类免疫
缺陷病毒疫苗研发的资助减少了,使其难以保持势头。

　　人类免疫缺陷病毒疫苗研发仍在继续,新方法也在研究中。结果是喜忧参半,自 2009 年 RV144 未通过审查以来,还没有候选疫苗进入第二阶段或第三阶段临床研究。

治疗性疫苗

　　科学家是否正在研发能够治疗而不是预防疾病的疫苗?

　　疫苗通常被认为是一种预防工具,但在某些情况下,由于它们能诱发免疫应答,因此可以用于治疗疾病。癌症就是一个很好的例子。治疗性(相对于预防性或防御性)疫苗的工作原理是使机体产生能够靶向肿瘤细胞外表的某些标志物的免疫细胞。在癌症病发期间,患者体内的某些细胞发生了某种突变,生长失控,所有突变的细胞看起来都一样,并且其外表可能有肿瘤特异性蛋白质,标志着它们是异常的。疫苗可以靶向这些蛋白质,特别是在癌症的早期阶段。这样的疫苗可以减慢或阻止癌细胞生长,杀死尚不能通过其他疗法去除的癌细胞,或防止癌症复发。尽管从科学性的角度看,这种方法很有希望,但要实现却具有挑战性——主要是因为癌细胞产生的某些蛋白质看上去太像正常细胞产生的蛋白质。癌细胞还善于躲避免疫系统,有时通过恰到好处地改变其癌细胞蛋白质以使自身不会被识别。由于这些原因,获得美国食品药品管理局批准的治疗性癌症疫苗相对较少。第一种治疗性癌症疫苗在 2010 年被批准用于治疗转移性前列腺癌,此前有研究证明该疫苗可以将患者生命平均延长 4 个月。2015 年,美国食品药品管理局批准了一种治疗无法通过手术切除的转移性黑色素瘤的疫苗。虽然这是美国仅有的两种经批准的治疗性癌症疫苗,但还有其他一些疫苗也正在研发中,包括针对乳腺癌、肾癌、肺癌和其他癌症的治疗性疫苗。

美国还有两种已获批准和推荐接种的预防癌症的疫苗:乙肝疫苗和人乳头状瘤病毒疫苗。乙肝病毒和人乳头状瘤病毒都是已知的致癌病原体(乙肝导致肝癌,人乳头状瘤病毒导致肛门癌、生殖器癌、喉癌和宫颈癌等)。

除了治疗性癌症疫苗之外,其他针对烟草成瘾的治疗性疫苗也在研发之中。这些疫苗的工作原理是使机体产生针对烟碱的抗体;这些抗体附着于在血液中循环的烟碱上,阻止它附着在大脑中的受体上,而受体正是成瘾的触发点。然而,目前只有一种候选疫苗通过了第三阶段临床研究,而且其有效性尚未得到证明。

疾病消除及根除

疫苗的引进和免疫规划的广泛实施促进了若干疫苗可预防疾病的消除或几近根除。尽管对许多疫苗可预防疾病来说，根除并不是可以到达的终点，但对一些疾病来说，这是可以实现的。最值得注意的是，人们正付出更大的努力来根除脊髓灰质炎。消除或根除一种定期在某个地区传播或流行的疾病是一个相当大的挑战。

什么是地方病？

地方病是指在社区内持续传播的疾病。在美国，麻疹和脊髓灰质炎等疾病已经被消除了，这意味着人与人之间不再有任何持续的传播。这些疾病可能仍然会在个别情况下出现，但因为几乎所有人都具有免疫力，病原体无处可去，就会死亡。病例浮出水面时就会被发现，且病原体通常是从其他地方传播而来的。如果疾病能够有规律地传播，也就是说病原体总是有生存的地方，这种疾病就会成为地方病，这意味着它只在某个特定的人群中或地区传播。

我们如何消除或根除传染病？

"消除传染病"意味着在某一特定区域内不再出现新的病例。因为传染病可能仍然存在于其他地方,也就是说它可以被输入,因此消除它还需要不断地努力,以防止病原体再次出现。这通常可以通过保持一定水平的免疫接种率来实现,以防止在引入病原体时出现传播现象。因此,如果一个麻疹患者访问了一个社区,但社区中的其他人都接种了疫苗,他们不容易被感染,那么这个社区中就不会出现新的病例。麻疹和脊髓灰质炎都是传染病,这些疾病在美国已被消除,但仍在其他国家传播。

"根除传染病"指的是在世界范围内永久地消除传染病。因为任何地方都没有新的病例,因此不需要采取干预措施,例如持续的免疫接种。天花是一种被根除的疾病。还有一项根除脊髓灰质炎的全球倡议,目前正处于实施的最后阶段。

有人可能认为,消除或根除疾病是我们努力控制疾病的最终目标,免疫接种是实现目标的主要工具。然而,要使消除或根除疾病成为可能,还需要一些其他因素的助力。首先,病原体只能够感染人类。如果病毒或细菌也生活在动物体内或自然环境中,就很难控制动物对人或水对人传播病原体造成的持续接触。其次,病原体也有助于接种疫苗。这不仅能预防主动感染,还能预防携带或无症状感染,即使病原体携带者或无症状感染者没有表现出疾病症状,也可以将病原体传播给其他人。最后,重要的是首先要有一个可靠的方法来识别感染,这样其他疾病控制策略就可以与免疫接种配合,以最大限度地减小疾病的影响。

什么是全球根除脊髓灰质炎行动?

全球根除脊髓灰质炎行动于 1988 年启动,当时全世界报告了 35 万例麻痹性脊髓灰质炎病例(相比之下,2015 年报告的病例只有 70 例,只分布在两个国家)。为什么要倡导这一行动? 它是如何取得成功的? 在 20 世纪 50 年代疫苗问世之前,脊髓灰质炎是一种毁灭性的疾病,影响着发达国家和发展中国家的儿童。尽管大多数感染儿童在感染时没有表现出症状,但每 200 名感染儿童中就有 1 名瘫痪。1952 年,就在疫苗被引进美国之前,美国记录在案的麻痹性脊髓灰质炎病例为 5.8 万例,其中 3145 名儿童死亡,2.2 万名儿童终身残疾。

脊髓灰质炎病毒会感染胃肠道,这意味着被感染的人会通过粪便排出病毒。因此,脊髓灰质炎病毒的感染途径往往是接触被污染的物体表面或水。有两种脊髓灰质炎疫苗(一种灭活疫苗,可预防两种病毒;一种口服疫苗,可预防所有三种病毒)可预防感染,但有些国家由于卫生条件差而难以消除脊髓灰质炎——这本身是一个棘手的问题,一个可以说是比疫苗接种难度更大的问题。因此,即使脊髓灰质炎的发病率显著降低了,仍是有工作要做的。

全球根除脊髓灰质炎行动由世界卫生组织、联合国儿童基金会、扶轮国际、美国疾病预防控制中心与比尔及梅琳达·盖茨基金会领导。该行动的最初目标是通过努力提高受影响地区的免疫接种率和增加疫苗获得机会,在 2000 年前根除脊髓灰质炎。美洲和西太平洋地区分别于 1993 年和 1997 年消除了脊髓灰质炎,但 2000 年至 2010 年该行动进展缓慢,有 20 个国家报告了共 1352 例脊髓灰质炎病例,到 2016 年,全球报告的病例只有 35 例,全部集中在阿富汗、巴基斯坦和尼日利亚(截至 2014 年,非洲实际上没有脊髓灰质炎病例了,但 2016 年尼日利亚报告了病例,又结束了没有病例这一状态)。该根除行动已接近尾声,但仍存在挑战。

武装冲突造成的不安全环境是实现根除目标的一个主要

障碍,因为一些国家的激进组织经常阻止儿童获得免疫接种服务。这一挑战已在某种程度上通过与反政府组织(包括尼日利亚的"博科圣地")谈判(由当地伙伴居间协调)克服了。其他激进组织对免疫接种采取了系统的抵抗行动。这种抵抗行动在巴基斯坦尤其具有破坏性,在那里,塔利班公开禁止脊髓灰质炎疫苗接种,并对疫苗接种者使用暴力。作为回应,全球根除脊髓灰质炎行动与一些组织合作,宣传脊髓灰质炎疫苗接种的相关信息,取得了一定的成功。

根除脊髓灰质炎的另一个长期障碍是与疫苗有关的脊髓灰质炎病毒的传播。口服脊髓灰质炎疫苗是一种活病毒疫苗,在极少数情况下(270万儿童中有1例)可在服用者肠道中发生足够的变异,导致麻痹性脊髓灰质炎。在免疫接种率较低的社区,服用口服脊髓灰质炎疫苗的儿童可能会通过粪便将病毒传播给其他人。尽管这种情况很少发生,但也对根除行动构成了挑战。由于全球报告的病例已经如此之少,各国已将灭活疫苗列入了免疫规划。灭活疫苗是注射型的,不是口服型的,所以它能减少粪便传播,也没有导致活病毒变异和制造感染的机会。如果阿富汗、巴基斯坦或尼日利亚不再有脊髓灰质炎病毒在自然环境中传播,所有口服脊髓灰质炎疫苗将停止分发。通过最后的努力，也许有可能实现根除，但是如果免疫接种率不保持高水平，复发的风险仍然存在。如果所有国家和地区在3年内未发现脊髓灰质炎病例，世界卫生组织将宣布脊髓灰质炎已被根除。

我们有望在未来20年内根除或几近根除任何其他疫苗可预防疾病吗？

根除麻疹已被列为一项可以实现的公共卫生目标。自麻疹疫苗问世以来，全球麻疹病例数已显著减少，但该病仍然是全球5岁以下儿童死亡的主要原因之一。2014年，全球估计有11.4万例麻疹病例。一些拥有完善免疫规划的国家出现了大规模疫情，包括2011年欧盟出现了3.7万余病例。即使在2000年宣布消除了麻疹的美国，也发生了新的疫情，通常是由携带地方性麻疹回美国的旅行者引起的。

因此，尽管麻疹符合许多根除标准，但挑战仍然存在。麻疹只发生在人身上，并在人与人之间传播，这意味着阻断麻疹在人与人之间的传播将有效地减少病毒并消除其传播能力。根据症状表现和血液检测，麻疹也能得到可靠的诊断。要实现麻疹群体免疫，免疫接种率至少要达到95％。这是可以实现的,只是需要持续的关注和公众的警惕,但这绝非易事。2015
年,美国大多数州 19 到 35 个月大的儿童中麻疹疫苗的接种率
超过了 90%,但只有 11 个州的接种率超过了 95%。在美国,
受麻疹疫情影响的人大多数是没有选择接种麻疹疫苗的人。

参考文献

绪论

Centers for Disease Control and Prevention. *Epidemiology and Prevention of Vaccine Preventable Diseases*. Hamborsky J, Kroger A, Wolfe S, eds. 13th ed. Washington, DC：Public Health Foundation；2015.

World Health Organization. Global Vaccine Action Plan. 2011；http：// www. who. int /immunization /global_vaccine_action_ plan /en /.

State of the National Vaccine Plan. 2014；https：//www. hhs. gov / nvpo /national-vaccine-plan /state-of-national-vaccine-plan- annual-report-2014 / index. html.

Plotkin S, Orenstein WA, Offit PA, eds. *Vaccines*. 6th ed. London：Elsevier /Saunders；2013.

American Academy of Pediatrics. In: Kimberlin DW, Brady MT, Jackson MA, Long SS, eds. *Red Book: 2015 Report of the Committee on Infectious Diseases*. 30th ed. Elk Grove Village, IL: American Academy of Pediatrics; 2015.

Moser CA, Offit P. *Vaccines and Your Child: Separating Fact from Fiction*. New York, NY: Columbia University Press; 2011.

Keith LS, Jones DE, Chou CH. Aluminum toxicokinetics regarding infant diet and vaccinations. *Vaccine*. 2002; 20 (Suppl 3): S13-S17.

Shirodkar S, Hutchinson RL, Perry DL, White JL, Hem SL. Aluminum compounds used as adjuvants in vaccines. *Pharm Res*. 1990; 7(12): 1282-1288.

2 疫苗简史

History of Vaccines Project. https://www.historyofvaccines.org/content/about.

Allen A. *Vaccine: The Controversial Story of Medicine's Greatest Lifesaver*. New York, NY: Norton; 2007.

Offit P. *Vaccinated: One Man's Question to Defeat the World's Deadliest Diseases*. New York, NY: Smithsonian Books (Harper Collins); 2007.

Victorian Imperialism: Texts and Contexts. In: The Norton Anthology of English Literature: Norton Topics Online. https://www.wwnorton.com/college/english/nael/victorian/topic_4/civilizing.htm (accessed February 4, 2017).

Pearson-Patel J. A brief history of vaccines in colonial Africa. ActiveHistory.ca. http://activehistory.ca/2015/04/a-brief-history-of-vaccines-in-colonial-africa (accessed February 4, 2017).

3 疫苗研发

Ball R, Horne D, Izurieta H, Sutherland A, Walderhaug M, Hsu H. Statistical, epidemiological, and risk-assessment approaches to evaluating safety of vaccines throughout the life cycle at the Food and Drug Administration. *Pediatrics*. 2011;127(Suppl 1):S31-S38.

Barocchi MA, Black S, Rappuoli R. Multicriteria decision analysis and core values for enhancing vaccine-related decision-making. *Sci Transl Med*. 2016;8(345):345ps314.

Eskola J, Kilpi T. Public-private collaboration in vaccine research. *Lancet*. 2011;378(9789):385-386.

Hyde TB, Dentz H, Wang SA, et al. The impact of new vaccine introduction on immunization and health systems: A review of the published literature. *Vaccine*. 2012;30(45):6347-6358.

Marshall V, Baylor NW. Food and Drug Administration regulation and evaluation of vaccines. *Pediatrics*. 2011; 127(Suppl 1):S23-S30.

Rappuoli R, Black S, Lambert PH. Vaccine discovery and translation of new vaccine technology. *Lancet*. 2011;378 (9788):360-368.

Smith J, Lipsitch M, Almond JW. Vaccine production, distribution, access, and uptake. *Lancet*. 2011; 378 (9789):428-438.

Garçon N, Stern PL, Cunningham AL, Stanberry LR.

Understanding Modern Vaccines: Perspectives in Vaccinology. New York, NY: Elsevier; 2011.

4 疫苗筹资和分发

Lindley MC, Shen AK, Orenstein WA, Rodewald LE, Birkhead GS. Financing the delivery of vaccines to children and adolescents: Challenges to the current system. *Pediatrics*. 2009; 124(Suppl 5): S548-S557.

Whitney CG, Zhou F, Singleton J, et al. Benefits from immunization during Vaccines for Children era-United States, 1994-2013. *MMWR*. August 25, 2014; 63(16).

Immunization Financing Options. Global Alliance for Vaccines and Immunization (GAVI). http://www.who.int/immunization/programmes_systems/financing/analyses/00_briefcase_En.pdf.

5 疫苗安全性

Adverse Effects of Vaccines: Evidence and Causality. Washington, DC: The National Academies Press; 2012.

Immunization Safety Review: Vaccines and Autism. Washington,DC:The National Academies Press;2004.

Cook KM, Evans G. The National Vaccine Injury Compensation Program. *Pediatrics.* 2011;127(Suppl 1): S74-S77.

U. S. Court of Federal Claims Decision in Omnibus Autism Proceeding. http://www. uscfc. uscourts. gov /omnibus-autism-proceeding.

Kolata G. *Flu: The Story of the Great Influenza Pandemic of 1918 and the Search for the Virus that Caused It.* New York,NY:Farrar,Strauss,& Giroux;1999.

经同行评议并已发表的与疫苗和自闭症有关的科学论文

DeStefano F,Price CS,Weintraub ES. Increasing exposure to antibody-stimulating proteins and polysaccharides in vaccines is not associated with risk of autism. *J Pediatr.* 2013;163(2):561-567.

Farrington CP,Miller E,Taylor B. MMR and autism:Further evidence against a causal association. *Vaccine.* 2001;19

(27): 3632-3635.

Fombonne E, Chakrabarti S. No evidence for a new variant of measles-mumps-rubella-induced autism. *Pediatrics*. 2001; 108 (4): E58.

Klein NP, Fireman B, Yih WK, et al. Measles-mumps-rubella-varicella combination vaccine and the risk of febrile seizures. *Pediatrics*. 2010; 126(1): e1-8.

Klein NP, Lewis E, Baxter R, et al. Measles-containing vaccines and febrile seizures in children age 4 to 6 years. *Pediatrics*. 2012; 129(5): 809-814.

Nelson KB, Bauman ML. Thimerosal and autism? *Pediatrics*. 2003; 111(3): 674-679.

Peltola H, Patja A, Leinikki P, Valle M, Davidkin I, Paunio M. No evidence for measles, mumps, and rubella vaccine-associated inflammatory bowel disease or autism in a 14-year prospective study. *Lancet*. 1998; 351 (9112): 1327-1328.

Pichichero ME, Gentile A, Giglio N, et al. Mercury levels in newborns and infants after receipt of thimerosal-containing vaccines. *Pediatrics*. 2008;121(2):e208-214.

Taylor B,Miller E,Farrington CP,et al. Autism and measles, mumps,and rubella vaccine:No epidemiological evidence for a causal association. *Lancet*. 1999; 353 (9169): 2026-2029.

Black C, Kaye JA, Jick H. Relation of childhood gastrointestinal disorders to autism:Nested case-control study using data from the UK General Practice Research Database. *BMJ*. 2002;325(7361):419-421.

DeStefano F, Bhasin TK, Thompson WW, Yeargin-Allsopp M, Boyle C. Age at first measles-mumps-rubella vaccination in children with autism and school-matched control subjects:A population-based study in metropolitan Atlanta. *Pediatrics*. 2004;113(2):259-266.

Fombonne E, Zakarian R, Bennett A, Meng L, McLean-Heywood D. Pervasive developmental disorders in Montreal, Quebec, Canada:Prevalence and links with immunizations. *Pediatrics*. 2006;118(1):e139-150.

Hornig M,Briese T,Buie T,et al. Lack of association between

measles virus vaccine and autism with enteropathy: A case-control study. *PLoS One*. 2008;3(9):e3140.

Hviid A, Stellfeld M, Wohlfahrt J, Melbye M. Association between thimerosal-containing vaccine and autism. *JAMA*. 2003;290 (13):1763-1766.

Madsen KM, Hviid A, Vestergaard M, et al. A population-based study of measles, mumps, and rubella vaccination and autism. *N Engl J Med*. 2002;347(19):1477-1482.

Makela A, Nuorti JP, Peltola H. Neurologic disorders after measles-mumps-rubella vaccination. *Pediatrics*. 2002;110 (5):957-963.

Mrozek-Budzyn D, Kieltyka A, Majewska R. Lack of association between measles-mumps-rubella vaccination and autism in children: A case-control study. *Pediatr Infect Dis J*. 2010;29(5):397-400.

Taylor B, Miller E, Lingam R, Andrews N, Simmons A, Stowe J. Measles, mumps, and rubella vaccination and bowel problems or developmental regression in children with autism: Population study. *BMJ*. 2002;324(7334):

393-396.

Heron J, Golding J, Team AS. Thimerosal exposure in infants and developmental disorders: A prospective cohort study in the United kingdom does not support a causal association. *Pediatrics*. 2004;114(3):577-583.

Price CS, Thompson WW, Goodson B, et al. Prenatal and infant exposure to thimerosal from vaccines and immunoglobulins and risk of autism. *Pediatrics*. 2010; 126(4):656-664.

Thompson WW, Price C, Goodson B, et al. Early thimerosal exposure and neuropsychological outcomes at 7 to 10 years. *N Engl J Med*. 2007;357(13):1281-1292.

6　免疫接种程序表

Ahmed F, Temte JL, Campos-Outcalt D, Schunemann HJ, Group AEBRW. Methods for developing evidence-based recommendations by the Advisory Committee on Immunization Practices (ACIP) of the U. S. Centers for Disease Control and Prevention (CDC). *Vaccine*. 2011;29(49):9171-9176.

Duclos P, Durrheim DN, Reingold AL, Bhutta ZA, Vannice K, Rees H. Developing evidence-based immunization recommendations and GRADE. *Vaccine*. 2012; 31 (1): 12-19.

Hinman AR, Orenstein WA, Schuchat A; Centers for Disease Control and Prevention. Vaccine-preventable diseases, immunizations, and MMWR-1961-2011. *MMWR Suppl*. 2011; 60 (4): 49-57.

Smith JC. The structure, role, and procedures of the U. S. Advisory Committee on Immunization Practices (ACIP). *Vaccine*. 2010; 28 (Suppl 1): A68-A75.

Smith JC, Hinman AR, Pickering LK. History and evolution of the Advisory Committee on Immunization Practices— United States, 1964-2014. *MMWR Morb Mortal Wkly Rep*. 2014; 63 (42): 955-958.

Smith JC, Snider DE, Pickering LK; Advisory Committee on Immunization Practices. Immunization policy development in the United States: The role of the Advisory Committee on Immunization Practices. *Ann Intern Med*. 2009; 150 (1):

45-49.

Walton LR,Orenstein WA,Pickering LK. The history of the United States Advisory Committee on Immunization Practices (ACIP). *Vaccine*. 2015;33(3):405-414.

Dolen V, Talkington K, Bhatt A, Rodewald L. Structures, roles, and procedures of state advisory committees on immunization. *J Public Health Manag Pract*. 2013; 19 (6):582-588.

Strategic Advisory Group of Experts (SAGE) Terms of Reference. http://www. who. int/immunization/sage/Full_ SAGE_TORs. pdf.

Shen AK, Spinner JR, Salmon D, et al. Strengthening the U. S. vaccine and immunization enterprise: The role of the National Vaccine Advisory Committee. *Public Health Reports*. 2011;126.

7　疫苗管理法规和标准实践

Alexander K, Lacy TA, Myers AL, Lantos JD. Should pediatric practices have policies to not care for children with vaccine-hesitant parents? *Pediatrics*. 2016;138(4).

Caplan AL, Hoke D, Diamond NJ, Karshenboyem V. Free to choose but liable for the consequences: Should non-vaccinators be penalized for the harm they do? *J Law Med Ethics*. 2012;40(3):606-611.

Cha SH. The history of vaccination and current vaccination policies in Korea. *Clin Exp Vaccine Res*. 2012;1(1):3-8.

Reiss DR. Compensating the victims of failure to vaccinate: What are the options? *Cornell J Law Public Policy*. 2014;23(3):595-633.

Bushak L. A brief history of vaccines: From medieval Chinese "varioloation" to modern vaccination. http://www.medicaldaily.com/history-vaccines-variation-378738.

Bryson M, Duclos P, Jolly A, Bryson J. A systematic review of national immunization policy making processes. *Vaccine*. 2010;28(Suppl 1):A6-A12.

Omer SB, Enger KS, Moulton LH, Halsey NA, Stokley S, Salmon DA. Geographic clustering of nonmedical exemptions to school immunization requirements and associations with geographic clustering of pertussis. *Am J Epidemiol*. 2008;168(12):1389-1396.

Omer SB, Pan WK, Halsey NA, et al. Nonmedical exemptions to school immunization requirements: Secular trends and association of state policies with pertussis incidence. *JAMA*. 2006;296(14):1757-1763.

8 疫苗犹豫

Assessing the state of vaccine confidence in the United States: Recommendations from the National Vaccine Advisory Committee: Approved by the National Vaccine Advisory Committee on June 9, 2015 [corrected]. *Public Health Rep*. 2015;130(6):573-595.

Edwards KM, Hackell JM; Committee on Infectious Diseases and the Committee on Ambulatory Pediatrics. Countering vaccine hesitancy. *Pediatrics*. 2016;138(3).

Glanz JM, Newcomer SR, Narwaney KJ, et al. A population-based cohort study of undervaccination in 8 managed care organizations across the United States. *JAMA Pediatr*.

2013;167(3):274-281.

Shim E,Grefenstette JJ,Albert SM,Cakouros BE,Burke DS.
A game dynamic model for vaccine skeptics and vaccine
believers:Measles as an example. *J Theor Biol*. 2012;
295:194-203.

Betsch C, Brewer NT, Brocard P, et al. Opportunities and
challenges of Web 2.0 for vaccination decisions. *Vaccine*.
2012;30(25):3727-3733.

Jarrett C, Wilson R, O'Leary M, Eckersberger E, Larson HJ.
Strategies for addressing vaccine hesitancy —A systematic
review. *Vaccine*. 2015;33(34):4180-4190.

Larson HJ,Jarrett C,Eckersberger E,Smith DM,Paterson P.
Understanding vaccine hesitancy around vaccines and
vaccination from a global perspective: A systematic
review of published literature,2007-2012. *Vaccine*. 2014;
32(19):2150-2159.

Moser CA, Reiss D, Schwartz RL. Funding the costs of
disease outbreaks caused by non-vaccination. *J Law Med
Ethics*. 2015;43(3):633-647.

Phadke VK, Bednarczyk RA, Salmon DA, Omer SB. Association between vaccine refusal and vaccine-preventable diseases in the United States: A review of measles and pertussis. *JAMA*. 2016;315(11):1149-1158.

Rosselli R, Martini M, Bragazzi NL. The old and the new: Vaccine hesitancy in the era of the Web 2. 0. challenges and opportunities. *J Prev Med Hyg*. 2016; 57 (1): E47-E50.

Smith MJ. Promoting vaccine confidence. *Infect Dis Clin North Am*. 2015;29(4):759-769.

9　展望未来

Berlanda Scorza F, Tsvetnitsky V, Donnelly JJ. Universal influenza vaccines: Shifting to better vaccines. *Vaccine*. 2016;34(26):2926-2933.

Giersing BK, Modjarrad K, Kaslow DC, Okwo-Bele JM, Moorthy VS. The 2016 Vaccine Development Pipeline: A special issue from the World Health Organization Product Development for Vaccine Advisory Committee

(PDVAC). *Vaccine*. 2016；34(26)：2863-2864.

Higgins D, Trujillo C, Keech C. Advances in RSV vaccine research and development—A global agenda. *Vaccine*. 2016；34(26)：2870-2875.

Holzmann H, Hengel H, Tenbusch M, Doerr HW. Eradication of measles：Remaining challenges. *Med Microbiol Immunol*. 2016；205(3)：201-208.

Loharikar A, Dumolard L, Chu S, Hyde T, Goodman T, Mantel C. Status of new vaccine introduction—Worldwide，September 2016. *MMWR Morb Mortal Wkly Rep*. 2016；65(41)：1136-1140.

Marston HD，Lurie N，Borio LL，Fauci AS. Considerations for developing a Zika virus vaccine. *N Engl J Med*. 2016；375(13)：1209-1212.

Melero I, Gaudernack G, Gerritsen W, et al. Therapeutic vaccines for cancer：An overview of clinical trials. *Nat Rev Clin Oncol*. 2014；11(9)：509-524.

O'Connor P，Jankovic D，Muscat M，et al. Measles and rubella elimination in the WHO region for Europe：Progress and challenges. *Clin Microbiol Infect*. 2017 doi: 10. 1016 / j. cmi. 2017. 01. 003. [Epub ahead of print]

Rottingen JA, Gouglas D, Feinberg M, et al. New vaccines against epidemic infectious diseases. *N Engl J Med*. 2017; 376(7): 610-613.

Soema PC, Kompier R, Amorij JP, Kersten GF. Current and next generation influenza vaccines: Formulation and production strategies. *Eur J Pharm Biopharm*. 2015; 94: 251-263.

Toole MJ. So close: Remaining challenges to eradicating polio. *BMC Med*. 2016; 14: 43.

Alchin DR. HIV vaccine development: An exploratory review of the trials and tribulations. *Immunol Res*. 2014; 60(1): 35-37.

van der Burg SH, Arens R, Ossendorp F, van Hall T, Melief CJ. Vaccines for established cancer: Overcoming the challenges posed by immune evasion. *Nat Rev Cancer*. 2016; 16(4): 219-233.